DIRE LA VÉRITÉ AU MALADE

CHRISTINE DELAPORTE

DIRE LA VÉRITÉ AU MALADE

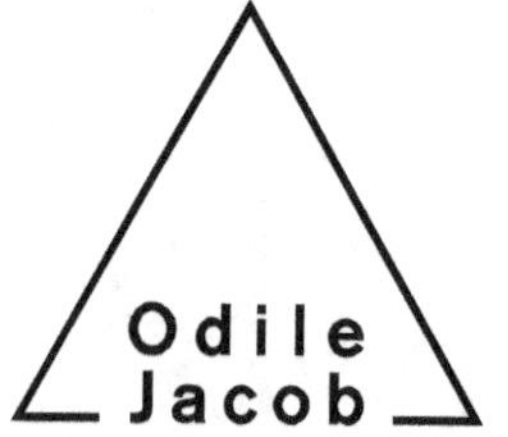

À Pierre,
Roland Jouvent, André Sobel,
trois hommes dans ce bateau.

Introduction

L'annonce d'une maladie grave est un acte médical quasi quotidien dans certaines spécialités de la médecine, moins fréquent dans d'autres. Ainsi, un neurologue exerçant dans un hôpital universitaire annoncera une maladie grave à deux malades sur trois, alors que son collègue gastro-entérologue sera placé dans la même situation moins d'une fois sur trois. La fréquence de cette situation varie donc beaucoup, mais tout médecin ayant une activité clinique est appelé à y être confronté au cours de sa pratique. Par ailleurs, tout être humain peut être amené à vivre une telle expérience au moins une fois dans sa vie, lui-même ou à travers l'un de ses proches.

À plus d'un titre, il semble utile d'essayer de cerner

ce que véhicule un tel acte, en significations et en émotions, pour celui qui le fait et pour celui qui le reçoit. Deux protagonistes, individus ou groupes d'individus, sont en présence. N'ayant généralement rien en commun au préalable, ils vont se retrouver fortement liés une fois le message délivré. Les conditions d'annonce sont donc à étudier tant du point de vue des médecins et des soignants que du point de vue des patients et de leurs familles. Chez ces derniers, l'objectif sera certes de comprendre comment la nouvelle est reçue dans l'instant même, mais aussi d'envisager ce que risque de provoquer ce bref instant comme répercussions à plus long terme.

L'annonce d'une maladie grave est une situation très particulière. C'est un des plus courts actes médicaux. Il dure entre dix et trente secondes, la variation de temps tenant à la longueur du nom de la maladie. Il a lieu au cours d'une entrevue de cinq à cinquante minutes, entrevue souvent unique avec un médecin par conséquent inconnu. Tout le problème tient dans cette description apparemment caricaturale mais encore trop réelle et trop fréquente : une personne va apprendre une nouvelle qui va bouleverser sa vie de la bouche d'un anonyme et dans un environnement anonyme. La charge émotionnelle, évidemment souvent importante pour le médecin, est écrasante pour le malade. Pour ce dernier, l'annonce est un acte guillotine. Ce court moment va laisser une empreinte dans sa vie, dans la façon dont il la vivra, définitivement ou, pour le moins, pour de longues années. La maladie débute, non pas avec les premiers symptômes, mais avec son annonce. Un nom est alors mis sur ces symptômes. La personne est étiquetée, cataloguée et reçoit officiellement son statut de malade.

Les problèmes que soulève la consultation d'annonce et les conséquences qui en découlent se posent actuellement avec une réelle acuité. Une réflexion sur ce thème paraît nécessaire pour des raisons générales d'humanité et aussi pour deux raisons plus circonstancielles liées à la fonction médicale. Celles-ci sont la conséquence pour l'une, des avancées scientifiques de la médecine et pour l'autre, des remodelages sociologiques qui transforment le statut social du médecin et sa relation avec les patients.

De plus en plus souvent les maladies ont un nom

L'intérêt des médecins pour les problèmes que posent les annonces diagnostiques est rendu nécessaire ou s'accroît avec les percées scientifiques dans le champ de la médecine. Il tient à la nature des progrès actuels de la médecine. Ceux-ci s'observent moins dans le domaine thérapeutique, comme cela fut le cas dans les trois décennies qui ont succédé à la dernière guerre mondiale, que dans le champ de la physiopathologie. Après avoir vécu une ère thérapeutique, la médecine est actuellement dans une phase diagnostique. Les progrès dans la compréhension des maladies sont la conséquence principalement des découvertes de la biologie et de la génétique moléculaires. Les processus générateurs des maladies sont méticuleusement analysés pour essayer d'en connaître toutes les étapes. Actuellement, même si le ou les éléments qui déclenchent le phénomène pathologique ne sont pas encore maîtrisés pour la plupart des maladies, les anomalies de base sont de plus en plus connues précisément.

Conséquence de l'acquisition de ces connaissances, il est fréquemment possible de donner un diagnostic précis à une affection dont l'origine demeurait, jusqu'à il y a peu, incertaine. En parallèle, les progrès thérapeutiques n'ont pas, jusqu'ici, suivi cette vertigineuse avancée dans la compréhension des maladies. D'où un nombre croissant de personnes se trouvant en position de détresse face à leur maladie. En effet, les progrès les plus marquants des recherches médicales au cours des vingt dernières années concernent la biologie et la génétique moléculaires. Par eux, il est maintenant de plus en plus souvent possible de donner pour une maladie un nom tel qu'il sous-entend que la cause de la maladie est connue.

Le savoir du médecin croît, son malaise aussi

Ces progrès conduisent à une situation paradoxale et difficile à gérer. Dans le même temps que les connaissances progressent, face à ce savoir, le médecin est souvent très démuni, n'ayant pas plus de traitement curatif à opposer à ces entités nouvellement établies que lorsqu'elles étaient des syndromes d'étiologies inconnues. Il se crée donc au moment de l'annonce de telles maladies une situation difficile à gérer psychologiquement pour les deux parties de l'annonce, certes malades-familles d'une part, mais aussi médecins d'autre part.

La plus grande vulnérabilité des médecins lors de l'annonce d'un diagnostic est donc bien sûr d'ordre psychologique, née du déséquilibre entre la certitude diagnostique et soit l'incertitude thérapeutique, soit même la certitude d'une impossibilité thérapeutique. Mais la vulnérabilité est également d'ordre sociologique. Le médecin, en effet, n'est pas véritablement armé pour faire face à cette situation – diagnostic précis, traitement inexistant ou incertain – dont la fréquence augmente parallèlement aux découvertes scientifiques. La principale cause de cet état réside dans le changement de statut du médecin dans la société. Là aussi il y a un paradoxe. Alors que ses connaissances scientifiques augmentent, la puissance du corps médical décline. Une mutation profonde, dont les bases sont politiques et économiques, est apparue il y a une vingtaine d'années. Sûrement irréversible et sans doute encore inachevée, elle entraîne un éclatement du corps médical unique en groupuscules qui défendent des intérêts différents et souvent opposés, ce qui contribue à aggraver le désarroi du médecin en tant qu'individu.

Premier aspect du changement sociologique médical : considérée de tout temps comme un art parce qu'elle repose sur des pratiques, la médecine actuelle n'est plus uniquement cela. Elle n'a pas atteint l'exactitude d'une science. Mais elle est devenue technique. Ceci est implicitement perçu dans l'exercice quotidien. On fait appel au médecin comme on s'adresse au dépanneur d'électroménager : pour que ça marche. Dans le cas d'une maladie grave, il est évident que le « dépanneur » n'est pas très à l'aise : il détecte la panne mais n'a pas les moyens de faire repartir la machine. Un autre élément de pression, très puissant, vient façonner le paysage de la santé : l'argent. Les questions médicales sont débattues, et tranchées, par les instances dirigeantes en termes économiques. Pour les pouvoirs décisionnels, le coût de la maladie est l'élément primordial qui doit régir toutes les questions de santé. Les relations médecin-malade elles-mêmes sont sous-tendues par ce contexte et doivent s'y intégrer.

Les changements sociologiques concernent aussi le malade. Celui-ci est traité en consommateur. Comme tel, il réagit donc en consommateur qui a des droits et des exigences, des moyens de les faire valoir par le truchement de plaintes et de procès. Comme les médecins qui ont leurs syndicats, trop nombreux et moteurs de leurs divisions, les patients, pour se sentir moins désemparés, se regroupent au sein d'associations. Certaines d'entre elles, très structurées et actives, représentent un véritable pouvoir qui contrôle les actes médicaux et contribue aussi à déstabiliser le corps médical. Leurs budgets importants leur permettent de promouvoir des recherches fondamentales et appliquées, donc d'orienter les axes de recherche à côté des actions plus classiques en faveur de la prise en charge des malades et de leur famille. Dans notre société, alors que le corps médical, en tant que « corps », se délite et se désolidarise, les malades s'organisent. Tout cela aboutit à créer un climat facilement conflictuel où les rapports risquent d'être plus de force que d'estime.

Face à toutes ces pressions, le médecin n'a que son savoir médical à opposer. Lors de la consultation d'annonce, il aura tendance à déployer ce savoir comme un bouclier protecteur et, pour ce qui est de la relation humaine avec le malade, il se débrouillera selon sa sensibilité personnelle du moment. Au cours des décennies passées, dans une telle situation, les médecins se défendaient très souvent de leur malaise en étant distants, voire brutaux, avec les malades et leurs familles. Ceci n'est plus possible car les malades ont pris, d'eux-mêmes ou à travers une association, conscience de leurs droits. Face à cette situation, le médecin n'est absolument pas préparé par ses études. « L'esprit de géométrie » y est privilégié, plus que « l'esprit de finesse », pour reprendre les expressions de Pascal. La sélection initiale des étudiants ne comporte aucune question qui jauge leurs capacités d'humanisme. Quelques Centres Hospitalo-Universitaires organisent des cours de psychologie médicale, mais ceux-ci sont souvent optionnels. Les jeunes médecins ne sont pas entraînés à prendre la personne en charge globalement et ne considèrent la maladie que comme une entité isolée de son contexte. En effet, en France plus que dans les pays anglo-saxons, on apprend une sémiologie extrêmement minutieuse des maladies, mais l'idée que ces maladies habitent des personnes n'est jamais évoquée. Le malade doit être un vecteur neutre de la maladie ; s'il ne l'est pas, il devient vite un « emmerdeur ».

Dialogue médecin-malade : conflit sous-jacent

Tous ces facteurs contribuent à créer une atmosphère conflictuelle qui est ressortie avec une particulière netteté lors des confrontations des États Généraux de la médecine. Il est vrai que les médecins, désemparés, sont malhabiles. Leur désarroi se traduit souvent par une attitude hautaine et agressive. Les patients, qui ne remettent pas en cause la qualité purement médicale de leur prise en charge, se sentent souvent moralement maltraités. Il n'est plus admissible de voir la situation caricaturale, fréquente dans le passé hospitalier, où le malade apprenait son diagnostic dans une ambiance de corrida. Le nom lâché de sa maladie était l'estocade donnée par le toréador-patron devant une arène de spectateurs-élèves admiratifs. Maintenant, le malade ne veut plus être un malade, mais un être humain qui a une maladie. Il ne veut plus être l'homme sandwich de ses symptômes et se contenter de les exhiber bien lisiblement pour le médecin, disparaissant, muet, derrière eux.

Il est actuellement fréquent que les relations entre les malades et leurs médecins ne se fassent plus dans un climat de profonde confiance. L'attitude des personnes vis-à-vis de ceux qui les soignent est assez systématiquement critique. Les demandes d'ordonnance, les arrêts de travail sont parfois réclamés sur un mode revendicatif. Alors que les médecins disposent de moyens diagnostiques perfectionnés qui leur assurent une bonne maîtrise de leurs connaissances, il est singulier de constater que, parallèlement, ils se sentent vulnérables et vivent avec une certaine crainte de procès. La clinique, le grand art médical, s'efface devant les techniques et les instrumentalisations. Un gros rein ne se détermine plus à la palpation et à la percussion, mais sur une échographie. Une lésion neurologique, même bien localisée avec la traditionnelle épingle de nourrice, ne sera plus affirmée qu'au vu d'un scanner ou d'une imagerie par résonance magnétique (IRM). Dans le même temps, les malades veulent être traités de façon plus humaine.

La divergence des états d'esprit provoque des situations de malentendu. Leurs manifestations les plus graves sont les procès dont certains sont soulignés par des interventions médiatiques ; ils ne sont encore que sporadiques, mais risquent de s'accentuer et de se généraliser. Le médecin peut être tenté de se protéger en demandant encore plus d'examens complémentaires, mais gagner la confiance de ses malades pourrait être moins onéreux et plus gratifiant. Et ceci dès le début, dès l'annonce de la maladie. Le moment où est annoncée une maladie grave est en effet un moment explosif, d'intense charge émotionnelle. C'est alors que les risques d'incompréhension sont majeurs. Le mauvais départ dans la vie de malade risque de gâcher durablement la relation du malade à la médecine et aux soins qui lui sont nécessaires. Et même, retentissant au-delà du domaine de la santé, en l'empêchant de composer avec sa maladie, il risque de compromettre son insertion sociale, souvent pour des années et parfois définitivement, provoquant un surhandicap.

L'annonce du diagnostic : moment de vérité

Il paraît urgent de calmer le jeu pour que le moment de l'annonce diagnostique soit un moment de vérité et de sincérité. Cet ouvrage se veut être une pierre à l'édifice qu'il faudra construire afin que les choses changent fondamentalement. Son but est de faire une description globale et non exhaustive, donc quelque peu réductrice, des situations d'annonce d'une maladie grave. L'espoir est qu'il contribue à amorcer un changement dans les comportements tel que les consultations d'annonce soient moins chargées de peur et d'anxiété de part et d'autre. Peur et anxiété génératrices, pour les patients et leurs familles, de perte de confiance dans la médecine ; celle-ci étant source d'une errance médicale avec une aggravation, si ce n'est de la maladie elle-même, du moins de son vécu. Situation responsable *in fine* d'un surcoût médical. L'insertion sociale des personnes gravement malades, donc toutes plus ou moins handicapées, dépend certes de lois et de décrets d'application émanant de la société, mais elle dépend au premier chef de ce que le malade vit en lui. Et le germe de ce qu'il vit est dans l'annonce de sa maladie.

Circonstances et valeur symbolique de l'annonce diagnostique

Annonce de la maladie. Acte si court aux répercussions si longues. Moment si crucial dans la vie de ceux qui le vivent, malades bien sûr mais aussi médecins, que le risque est grand de rattacher à lui la quasi-totalité de ce qui peut concerner la médecine clinique. Le sujet est donc à borner, à cerner. Le sous-titre du livre y aide : « dire et vivre la vérité » à travers l'annonce d'un diagnostic de maladie grave.

C'est une annonce dite ; il s'agit donc d'une communication verbale. Ce n'est pas une conversation banale, mais elle devra tendre à devenir dialogue, bien qu'un véritable échange soit difficile. Comme dans beaucoup de relations avec des professionnels, les deux interlocuteurs n'occupent pas des positions identiques : Il y a un messager. Son ou ses interlocuteurs sont parfois demandeurs de la rencontre, mais pas toujours ; parfois, ils sont même « convoqués ». La plupart du temps, ils sont plutôt happés par la machine médicale, acheminés de consultations en consultations, d'examens en hospitalisations jusqu'à cette séance d'annonce. Quant au verbe vivre, il indique d'emblée à quel niveau se place le retentissement qu'aura sur les individus ce qui leur aura été communiqué. C'est leur vie que concernent les propos tenus et c'est leur vie qui pourra en être modifiée.

L'annonce, c'est « l'avis par lequel on fait savoir quelque chose au public, verbalement ou par écrit [1] ». Dans le cas d'une maladie grave, l'annonce est faite oralement. Enfin, elle devrait toujours l'être. Le « quelque chose » – ici la maladie – est nommé par quelqu'un. L'annonce est un acte de parole. Parole qui ne prend pleinement son sens que parce qu'elle est adressée à une personne précise. La maladie pour être acceptée, doit être inaugurée par cette parole. Elle peut ne pas l'être. Si celle-ci manque ou est escamotée, elle ne le sera pas, comme en témoigne le comportement de cette femme qui rechigne à suivre son traitement qu'elle accuse d'aggraver son état. Son attitude est plus compréhensible quand on l'écoute raconter comment ce traitement a été instauré : « J'étais rentrée à l'hôpital pour une grande fatigue et de la fièvre. Depuis plus d'une semaine on me faisait des examens. Et puis, un matin, une infirmière est venue avec un plateau et un flacon et m'a dit : "Je vais vous poser une perfusion." – "Pourquoi ?" – "Parce qu'on commence votre traitement." Je n'ai entendu le nom de ma maladie que trois jours après, au cours de la visite du médecin-chef, dans un discours qui ne m'était pas adressé. » Cette patiente dit que son angoisse s'est alors intensifiée, mais qu'aussi sont

---

1. *Le Petit Robert*, 1992.

apparus un ressentiment et une rébellion envers tout ce qui a trait à la médecine.

La parole de l'annonce diagnostique est une nomination. Le patient, sa famille vont entendre d'un autre la reconnaissance d'un trouble, d'une anomalie ou d'une gêne fonctionnelle qui lui était connu mais qui n'avait pas reçu de nom, qui n'était pas nommé. L'annonce est l'acte de baptême de la maladie. Tant que la maladie n'a pas reçu de nom, elle n'existe pas.

Telle le démontre l'histoire de cet homme atteint d'une myopathie dont les premiers signes, des troubles de la marche, apparaissent au début de sa vie adulte. Son médecin ne fait pas le diagnostic et pendant vingt-cinq ans, il mène sa vie de façon insouciante en taxant sa gêne de « sciatique ». Mais la « sciatique » s'aggravant, il consulte un spécialiste qui parle de myopathie ; il bascule brutalement dans le monde des maladies incurables. Par cet exemple, on voit que l'annonce, qui est aussi une reconnaissance de la maladie, introduit la personne dans le cadre nouveau de la pathologie. Ce qui va modifier complètement la réalité du patient. En effet, l'annonce est porteuse de signes qui indiquent l'avenir. Elle est présage, prédiction. Et donner le diagnostic d'une maladie grave contient bien un message d'avenir. Les malades le perçoivent instantanément. Ainsi, un adolescent, au retour de la consultation où il venait d'apprendre qu'il avait une myopathie, est allé jeter violemment hors du garage sa planche à voile, achetée en partie avec ses patientes économies. En sanglotant, il a dit à son père accouru : « Puisque je ne pourrai plus en faire ! » Rien alors ne lui avait été dit dans ce sens, mais du nom même de sa maladie, il avait anticipé son évolution. L'annonce diagnostique est bien une parole d'ouverture, d'inauguration. De cet acte de parole jailliront chez celui qui le reçoit des actes de pensées.

Annonce et/ou révélation ?

À côté du mot « annonce » il est aussi très souvent question de « révélation ». Ainsi un article s'intitule : « L'annonce du handicap d'un enfant à ses parents[2] » alors qu'un autre sur le même sujet a pour titre : « La révélation du handicap aux parents[3]. » Parce qu'ils sont utilisés de façon apparemment interchangeable, ces mots sont-ils pour autant équivalents ? Il est à noter que le mot « annonce » est plus souvent associé à « maladie grave » et « révélation » à « handicap ». Ceci, qui peut paraître le fruit du hasard, met en fait en évidence la reconnaissance de différence profonde dans le sens de ces deux mots.

En premier lieu, « annonce » ou « révélation » ? « annonce » et « révélation » ? À côté de « annonce », le terme « révélation » est souvent employé, celui-ci plus

---

2. « L'annonce du handicap d'un enfant à ses parents », DE BARBOT F. & TERRIER F., *J. Pédiatrie & Puériculture*, 1989, 4, p. 210-215.
3. « La révélation du handicap aux parents », RETHORE M.O., *Comme les autres*, 1982, 72, p. 7-10.

fréquemment même que celui-là[4]. De ses différentes définitions, il faut retenir que quelque chose est divulgué, étant mis brutalement en pleine lumière. Il s'agit exactement de cela dans une annonce de maladie grave, la lumière se fait, brutale, illuminante, même si c'est un soleil noir qui brille. Le terme de révélation est donc, dans cette circonstance de la vie, tout à fait approprié aussi.

Il semble donc que les deux termes puissent être utilisés à bon escient pour parler du moment où quelqu'un apprend qu'il a une maladie grave. Mais ils ne sont pas interchangeables. Par l'annonce vient la connaissance. Par la révélation vient la compréhension. Si l'on considère que le temps de l'annonce peut se décomposer en deux volets, chacun ayant pour acteur principal un personnage différent : le médecin pour le premier, le patient pour le second. Afin de ne pas maintenir d'ambiguïté, lorsqu'il est question de l'acte dans sa globalité, il serait préférable de parler de découverte d'une maladie grave.

En donnant un diagnostic, le médecin n'a pas le sentiment de faire une révélation. Il sait pourtant que cela va en être une pour la personne qui est en face de lui. Ce qu'il va apprendre à son interlocuteur est pour lui

---

4. La recherche de la définition du mot révélation indiquée par *Le Robert* montre que celui-ci en donne une définition à facettes. Parmi celles-ci, il en est deux, générales. C'est tout d'abord « le fait de révéler, de découvrir, de rendre public ce qui était caché, secret ». C'est aussi une « chose qui vient à la connaissance, information sur une question obscure ».

une évidence, même s'il vient juste d'en faire la découverte. Ce premier temps est celui de l'annonce proprement dite ; il est celui du médecin. Le second temps est celui de la révélation ; il appartient au malade. Une bonne illustration de la différence entre les deux termes est donnée par une mère qui relate la consultation qu'elle et son mari ont eue pour leur enfant de trois ans qui tombait : « À la fin de l'examen, minutieux et que nous trouvions plutôt rassurant parce que Thomas exécutait bien les demandes du médecin, celui-ci est retourné s'asseoir derrière son bureau. Après un silence qui m'a paru immense, il nous a annoncé que notre fils avait une maladie de Duchenne et il a continué à parler. Tout s'est d'abord brouillé dans ma tête, mais soudain, quelle révélation lorsque j'ai réalisé ce qu'allait être sa vie, notre vie ! Pour moi, je n'avais jamais imaginé que je pourrais avoir un enfant définitivement malade ! »

Lorsque quelqu'un parle de la « révélation » d'une maladie, il est clair qu'il se place d'emblée du point de vue du patient. Par conséquent, l'analyse qu'il pourra donner du premier volet sera faite seulement à travers ce que le malade aura ressenti et pensé. Ce sera non pas « l'annonce » mais « la révélation de l'annonce ». Parler de révélation de la maladie, c'est mettre l'accent sur la charge émotionnelle véhiculée par l'annonce d'une maladie grave et sur l'importance des conséquences que celle-ci va avoir sur la vie future de la personne.

Les limites du sujet : qu'est-ce qu'une maladie grave ?

Donc, le médecin annoncera et le patient aura la révélation d'une « maladie grave ». Quelles sont les frontières de la gravité ? Dans un traité sur la psychopathologie du bébé se trouve une définition de la maladie grave qui semble cerner la question de la façon la plus complète [5]. Bien que formulés à propos de pathologie du nourrisson, tous sont applicables à n'importe quel âge de la vie. En médecine, et cela est bien perceptible à la lecture de cette définition complexe, la notion de gravité est une notion assez floue. Elle est très relative et, selon les spécialités, la barre de la gravité est placée plus ou moins haut. Pour ce qui concerne les troubles fonctionnels, par exemple, elle n'est pas la même en neurologie et en gastro-entérologie. Comment alors donner un sens général à cette notion ? On pourrait dire, par une pirouette, qu'est grave toute maladie qui n'est pas

---

5. WEIL-HALPERN F., DEBRAY R. & PERICCHI C., « Le retentissement des maladies graves chroniques aujourd'hui » *in Psychopathologie du bébé*, 1989, p. 531-560. Les auteurs qui traitent des conséquences psychologiques de ce type d'affection définissent dans leur introduction ce qu'est à leurs yeux une maladie grave. Ils distinguent sept critères dont un au moins est requis pour qu'une maladie soit considérée comme grave. Pour ces auteurs est grave une maladie qui atteint le pronostic vital ; laisse des séquelles ; peut handicaper la vie quotidienne ; a nécessité une réanimation ou une greffe d'organe avec éventuellement un confinement en enceinte stérile de plusieurs mois ; enfin, c'est une maladie contre laquelle on ne peut proposer de thérapeutique et dont la chronicité interfère avec la qualité de la vie.

bénigne. Alors qu'est-ce qu'une maladie bénigne ? Là, les choses sont claires. Une maladie bénigne est une maladie qui guérit sans séquelles, d'elle-même ou avec un traitement. Donc il est admissible de dire que peut être considérée comme « maladie grave » toute maladie qui ne guérira pas parce qu'il n'y a pas de traitement curatif à lui opposer, ou qui se stabilisera en laissant des séquelles. Dans un certain nombre de cas, cette maladie ira, de surcroît, inéluctablement ou après quelques rémissions, vers la mort. À propos de cette dernière, ici, les questions liées à la perspective de la mort, les paroles et les comportements qu'elle déclenche ne seront pas abordés, même si elles sont présentes parfois dès l'annonce. La façon d'appréhender la mort et les fantasmes qu'elle véhicule du côté des soignants comme de celui des soignés, importants et vastes mais bien spécifiques, ne peuvent être envisagés dans le cadre du sujet traité.

Plan de l'ouvrage

Comme il y a deux partenaires dans une annonce, le livre comprend deux parties, deux versants : médecins-soignants d'une part, malades-familles d'autre part. Pour chacun d'entre eux, les faits sont brossés à grands traits, évitant, en dehors d'illustrations précises, de rentrer dans les caractéristiques propres à une pathologie donnée. Les données qui constituent la matière du travail proviennent d'observations personnelles, celles-ci ayant principalement porté sur des personnes atteintes de myopathies et d'affections neurologiques, plus rarement de cancers. Les sources sont aussi tirées de participation à des débats sur ce thème et de lectures d'articles en langue française ou anglaise. La première partie est celle de « l'annonce dite ». Elle concerne ceux qui donnent la nouvelle. En quatre chapitres portant sur l'annonceur, le contenu de l'annonce, la manière de la faire et le moment où elle a lieu, seront envisagées les nombreuses facettes qui font qu'une annonce sera plus ou moins traumatisante. La seconde partie, dite de « l'annonce entendue », s'intéresse au malade et à sa famille. Y seront analysées les conséquences psychologiques possibles. Seront proposées des règles générales valables pour toute annonce, pour que celle-ci soit la moins traumatisante possible. Mais il est des situations particulières imposant des conduites différentes. Ainsi l'annonce dans la période périnatale ; l'annonce d'une maladie génétique. Dans ces cas particuliers l'implication de la famille est totale et immédiate alors qu'elle n'est que secondaire et relative dans les autres cas.

La conclusion posera quelques questions sur les rapports de la société française avec ses médecins et sur les relations entretenues avec la maladie. Elle indiquera les grandes lignes des aménagements dans les pratiques pour que la maladie grave voie son vécu amélioré dès son annonce. Il est certain que le sujet est dans les préoccupations récentes. Il se dessine ici et là beaucoup de bonnes volontés pour que la maladie soit mieux apprise. Certains services hospitaliers ont déjà organisé la prise en charge de leurs nouveaux malades. Par ailleurs, ceux qui ont quelque pouvoir décisionnel dans le domaine de la santé, hommes politiques, responsables administratifs et hospitaliers manifestent un intérêt nouveau pour ce qui se passe autour de l'annonce diagnostique, comme en témoignent des articles parus dans des revues spécialisées ou des colloques récemment organisés.

PREMIÈRE PARTIE

L'annonce dite

Il ne saurait y avoir d'annonce type pour une maladie grave, première précision. Rien ne peut être stéréotypé, interchangeable et surtout prédit. Pour chaque maladie, pour chaque sujet et, pour un même sujet, selon le moment de sa vie, il y aura une annonce particulière. Cependant, malgré cette réflexion qu'il faut garder en mémoire, il est des grandes lignes qui sont des constantes, sorte de trame à toute annonce dont l'observance doit permettre que ce moment si crucial se déroule le mieux possible ou plus exactement le moins mal possible. En effet, et penser le contraire serait un leurre, l'annonce d'une mauvaise nouvelle fait toujours mal. Si elle a conscience de cela, la personne qui va se trouver chargée de cette mission sera plus à même d'affronter cette situation délicate et tout ce qui va être indiqué dans les quatre chapitres qui vont suivre est destiné à l'y aider. Mais cela ne doit être considéré que comme un support, les fondations de ce qui sera construit pour chaque malade et qui sera totalement singulier.

Deuxième précision, qui concerne, elle, les circonstances de l'annonce. En parlant de celle-ci au singulier, il semble être sous-entendu qu'il n'y en a jamais qu'une. Ceci est en fait exceptionnellement le cas. Dans une maladie grave, qui sous-entend une chronicité avec une évolution vers l'aggravation, il n'y a pas, en règle générale, une annonce, mais des annonces. Il y a, certes, l'annonce initiale qui paraît *a priori* la plus traumatisante mais qui, en réalité, n'est pas celle qui l'est forcément le plus. Ainsi dans une maladie dégénérative du système nerveux central, l'annonce la plus bouleversante peut être, non pas la première, celle où le nom de l'affection est donné au patient, mais celle qui lui fait comprendre qu'il est en train de perdre l'usage de la marche et qu'il va donc devenir dépendant.

Il y a aussi des annonces qui n'en sont pas, rendues impossibles parce qu'il n'y a pas de diagnostic précis à donner. Cette situation est particulièrement fréquente dans les cas d'atteinte cérébrale chez l'enfant. Il n'y a pas de diagnostic étiologique précis à donner, il n'y a pas non plus de pronostic possible. Dans ces conditions, l'annonce, toujours fragmentaire, pourra s'étendre sur des années. Elle sera prolongée dans le temps, étant répétée et modifiée dans le temps. Elle correspond à ce qui a été justement décrit comme un « processus d'élaboration du diagnostic [1] »...

Ces deux remarques précisées feront garder en mémoire l'idée que chaque annonce est unique, qu'il n'y a pas de recette à appliquer, pas de schéma à plaquer cas après cas. Ces précautions énoncées, il ne faudrait pas conclure que l'on est totalement démuni pour affronter cette situation. À travers l'analyse des pratiques, il est possible de dégager les grandes lignes des modalités d'annonce valables dans tous les cas. Ces grandes lignes sont exposées dans quatre chapitres qui traitent de la personne qui doit faire l'annonce, ce qu'est la substance de ce qu'elle dira, comment elle le transmettra. Enfin la temporalité de cet acte d'annonce sera étudiée, par rapport à l'échelle temps de la vie du patient et à celle de sa maladie.

---

1. GAMBINI I., GRANJON E., LIVET M.O., « Première annonce et élaboration du diagnostic dans un CAMSP. *Handicaps et inadaptations* », *Les Cahiers du CTNERHI*, 1996, *71*, p. 17-26.

QUI ?

Celui par qui la maladie commence

Qui doit annoncer une maladie grave ? À qui revient ce triste honneur ? Il est étonnant que, parmi les nombreux articles émanant de médecins et ayant trait à « l'annonce d'un handicap », pour reprendre cette malheureuse expression abusive, un très petit nombre aborde cette question. Il y a un contraste énorme entre le peu qui est relaté sur l'artisan de l'annonce et la masse de documents sur les conséquences de celle-ci. Il semblerait qu'il n'y ait pas de problème et que le sujet aille de soi. Ce n'est qu'à travers les récits des malades ou des parents de malades que l'on perçoit qu'il n'est pas superflu de parler de l'annonceur. Il est même important d'en parler car l'image qui en est donnée par les malades ou les parents de malades n'est pas toujours très flatteuse. Dans un article relatant des annonces diagnostiques concernant des enfants déficients moteurs, il est rapporté que des parents se sont sentis « dans un rapport social dominant-dominé[1] ».

L'annonceur doit être un médecin. Toujours. Ceci peut paraître une évidence qu'il est inutile de chercher à préciser. Il est en effet clair qu'annoncer une maladie grave revient à poser un diagnostic. C'est donc sans ambiguïté un acte médical que personne d'autre qu'un médecin ne peut faire. Dans la pratique, il s'avère que ce qui devrait être évident ne l'est pas toujours pour tout le monde. Il est deux sortes de déviations : soit le médecin annonceur, détenteur du diagnostic, délègue sciemment la fonction qui lui revient, soit, fortuitement souvent, le diagnostic est annoncé par quelqu'un qui n'était pas habilité à le faire. Régulièrement ainsi, il est des gens qui disent avoir appris leur maladie ou celle de leur enfant de la bouche d'un de leurs proches, parent ou conjoint, ou d'un membre de l'équipe soignante s'ils étaient hospitalisés.

C'est par exemple ce qu'a montré une enquête de l'Association des Paralysés de France menée en 1989 auprès de parents d'enfants handicapés. Ce travail a indiqué que 36 % des annonces, soit plus de une sur trois, n'avaient pas été faites par un médecin. Dans ces cas-là, ceux qui ont été les porteurs de la nouvelle étaient dans un cas sur cinq des membres du personnel, soit de

---

1. MARTIN P., PAPIER C. & MEYER J., « Handicaps et inadaptations », *Les Cahiers du CTNERHI*, 1994, 63, p. 29-41.

la maternité, soit d'un service de pédiatrie. Enfin dans un cas sur six, c'est un tiers, généralement le conjoint, qui a transmis le message à la mère. Dans ces situations où le médecin charge un membre de la famille de jouer le rôle d'annonceur à sa place, c'est de lui-même qu'il fuit ses responsabilités. D'une façon générale, il semble, d'après les différentes sources de documents, qu'environ un tiers des annonces de maladies graves ne soient pas faites par le médecin qui en aura posé le diagnostic.

Cette situation de détournement de l'annonceur est spécialement fréquente à propos des diagnostics qui se posent dès la naissance. À la maternité, le père sera prévenu par l'obstétricien alors que rien n'aura été dit à la mère. Dans la même circonstance, il est bien difficile à une sage-femme de ne rien dire si elle décèle une anomalie qui lui est évidente. Ceci surtout lorsque la mère elle-même a remarqué quelque chose et questionne anxieusement toutes les personnes qui gravitent autour de son bébé. Mais une scène d'un genre identique peut se voir aussi dans n'importe quel service hospitalier où un membre de l'équipe soignante peut avoir une phrase qui lui échappe. Ce peut être aussi un confrère, radiologue, biologiste, auquel le malade a été adressé pour des examens destinés à asseoir le diagnostic et qui donne celui-ci pensant qu'il est déjà connu.

Il arrive aussi que le diagnostic soit donné par une personne de l'équipe soignante qui lâchera une phrase malheureuse prononcée par une très regrettable inadvertance. Mais la nouvelle peut être apprise dans le désir, heureusement pas toujours conscient, d'attirer l'attention sur soi et de se donner une certaine importance. Il est encore des cas, déjà mentionnés, où le médecin, ayant appris le diagnostic à un proche du patient, charge celui-ci d'aller le lui annoncer. Une telle pratique, à condamner sans ambiguïté, est utilisée par des médecins qui, sachant que la révélation du diagnostic est souvent extrêmement traumatisante, pensent que le choc émotionnel en sera adouci si celle-ci est faite par une personne avec laquelle le patient a des liens affectifs. Faire un tel raisonnement est une grave erreur. L'annonce diagnostique est un acte blessant. Pour cela, le rôle du « méchant » ne doit pas être joué par quelqu'un qui a des liens positifs avec le patient. Il est absolument souhaitable que ce soit une personne sans liens affectifs particuliers avec ce dernier qui accomplisse cette besogne. Il ne faut pas croire que le fait d'être neutre l'empêchera d'avoir une attitude extrêmement bienveillante.

Un médecin sera donc l'annonceur. Mais lequel, parmi ceux qui sont consultés, est le plus à même de donner le diagnostic ? Il serait idéal que ce soit un médecin que le patient connaisse déjà. Dans ce cas, le mieux placé pour cette tâche serait le médecin de famille. En pratique, ce n'est pourtant pas ce qui se réalise dans la majorité des cas. Non pas parce que le généraliste ne fait jamais le diagnostic. Il le fait ou, du moins, il le suspecte très souvent. Cependant, même lorsqu'il constate l'existence d'une maladie grave, le généraliste donne rarement le diagnostic à son malade à ce moment-là. Le fait qu'il s'agisse d'une forte suspicion plus que d'une certitude, à une époque où les actes médicaux sont très surveillés, l'incite à la prudence. En dirigeant son patient vers un spécialiste, c'est un arbitrage qu'il demande. Dans certains cas, le généraliste, connaissant de longue date son patient, a quelque gêne a lui annoncer un diagnostic dont il sait qu'il risque de lui bouleverser la vie.

Généralement, il l'adresse à un médecin spécialisé dans ce type de pathologie. La lettre d'introduction qu'il donne – cachetée – à son patient illustre assez bien sa démarche. Dans cette lettre, il indique d'emblée qu'il adresse Monsieur X qui est atteint de... (suit le diagnostic, souvent exact), ce diagnostic reposant sur tels et tels arguments. Il mentionne alors clairement qu'il n'a pas donné au malade le nom de sa maladie « avec tout ce qu'il y a derrière », pour citer précisément le passage de la lettre d'un généraliste. Ceci montre que le médecin généraliste fait le diagnostic de la maladie dans bon nombre de cas, mais n'ose pas le dire à son malade, conscient probablement des conséquences que cela va entraîner pour son patient et des modifications que l'annonce même pourrait représenter dans la qualité de leurs échanges. Son comportement va donc être dicté en fonction de la confiance qu'il a dans son savoir médical, d'une part, et dans ses capacités relationnelles, d'autre part.

Il ne faut pas déduire de cela que le généraliste n'est pas assez bon médecin pour être capable de donner un diagnostic de maladie grave à quelqu'un. Sans insertion hospitalière la plupart du temps, il est très seul. Lorsqu'il découvre une maladie grave chez un de ses patients, il peut estimer que son seul avis ne pèse pas assez pour engager son malade vers une voie aussi dramatique et irréversible. Alors, il demande une confirmation à un confrère spécialiste et, en attendant que ce dernier soit consulté, il juge préférable de ne rien dire. Prenant ainsi le risque de perdre la clientèle de son malade, celui-ci restant suivi par le spécialiste. Dans d'autres cas, bien qu'absolument certain du diagnostic et sachant que celui-ci va bouleverser le patient, dans le but de préserver une bonne relation, il s'abstiendra de lui donner la nouvelle.

Le fait de ne pas dire le diagnostic lorsqu'il le constate, mais d'adresser à un confrère, permet un partage à la fois des responsabilités et de la charge émotionnelle qu'une telle situation génère. En effet, dans le rapport des individus à la médecine, le généraliste est aux premières loges. Il lui est difficile d'envisager de jouer le rôle du bouc émissaire dans une situation où le savoir médical va apporter une grande détresse à la personne à laquelle il s'adresse. La profonde perturbation émotionnelle provoquée chez cette dernière la placera souvent en conflit avec la médecine et avec ses représentants. Et si bouc émissaire il doit y avoir, mieux vaut que ce soit un médecin que le patient reverra peu souvent, voire jamais. En pratique, l'annonce est donc faite le plus généralement par quelqu'un d'étranger au patient. Cet étranger, surtout si c'est quelqu'un de haut placé dans la hiérarchie médicale, souvent qualifié dans le langage commun de « grand professeur » ou de « grand spécialiste », devra redoubler de tact et de délicatesse, car son annonce diagnostique, ressentie comme une sentence, risque de tomber comme un couperet.

L'annonce diagnostique est donc faite par un médecin et, souvent, par un médecin qui connaît peu le malade. Cette conjoncture accroît les difficultés. Pour atténuer celles-ci dans une certaine mesure, le médecin pourra être accompagné, lors de son entretien d'annonce, d'une autre personne de l'équipe soignante. Agir ainsi se révèle d'un effet bénéfique aux deux parties en présence à condition que certaines conditions soient respectées. Avant d'envisager cette modalité d'exercice, il faut préciser que certains médecins sont tout à fait opposés à cette pratique, estimant qu'elle perturbe l'échange singulier qu'ils souhaitent avoir avec le malade. Leur opinion doit bien sûr être respectée, même si l'on peut s'interroger sur les raisons profondes de cette décision. Certains, par exemple, souhaitent la présence de leur secrétaire mais refusent celle d'un psychologue. Ce choix montre d'évidence que le tiers accepté est là pour conforter le médecin dans sa position du praticien important. La secrétaire, jugée dévouée et admirative, est considérée comme ayant un rôle rassurant pour le médecin. Le psychologue, au contraire, auquel sont prêtés une oreille et un œil critiques, est regardé comme un élément déstabilisant. Il est évident que, dans ce choix, l'intérêt du malade n'est pas pris en compte.

À l'inverse, les médecins qui pensent que la présence d'un tiers est souhaitable le font avec l'idée que cela allège l'atmosphère de cette consultation lourdement chargée émotionnellement. Sorte de paratonnerre ou d'abcès de fixation dont l'effet serait de dériver et de diminuer dans une certaine mesure les décharges émotionnelles, les tensions qui vont apparaître de part et d'autre, elle éviterait ainsi leur accumulation à l'origine d'agressivité et d'incompréhension. Si le médecin souhaite qu'une personne l'accompagne, celle-ci doit être présentée au(x) consultant(s). Présentation succincte, mais claire : « Je vous présente M. [Mme] X, qui est... [infirmière, psychologue, kinésithérapeute, médecin] qui m'assiste à la consultation. Est-ce que cela ne vous dérange pas si il [elle] reste avec nous ? » Cette question est indispensable car, bien sûr, la présence d'un tiers doit recevoir l'assentiment du malade et/ou de sa famille. Et pendant l'entretien, il devra avoir une attitude bienveillante mais totalement muette.

Le fait que ce soit une personne de l'équipe soignante et qu'elle soit choisie parmi ceux qui auront (ou ont déjà eu) à s'occuper du malade, si cela doit être le cas, est important car cette personne aura entendu exactement ce que le médecin aura annoncé au malade. Elle sera, par conséquent, à même par la suite de discuter en connaissance de cause et de pouvoir expliquer au mieux ce qui aura été dit initialement, l'ayant entendu directement et ayant été témoin des réactions immédiates du patient. En dernier lieu, précisons qu'il n'est pas souhaitable que ce membre neutre et bienveillant de l'équipe soignante soit pris parmi les jeunes médecins et à plus forte raison parmi les étudiants, internes de médecine générale ou autres. Leur jeunesse est trop grande et leurs connaissances trop minces. Pas seulement leurs connaissances médicales que celles de la vie en général.

S'il est souhaitable qu'il y ait un témoin muet lors de l'annonce du diagnostic, il ne saurait être question que la chose soit dite devant plusieurs témoins. Il est ainsi difficile d'adhérer au précepte qui voudrait, comme certains le préconisent[2], que le diagnostic soit donné « par l'équipe soignante : le médecin responsable, l'infirmière, l'assistant, le psychologue ». Ces auteurs précisant que : « Quatre personnes nous paraissent être tout à la fois un minimum et un maximum. » Il est certain qu'en présence d'un tel comité de soutien, le travail de l'annonceur est grandement facilité. Mais il ne peut en être de même de la ou des personnes qui apprennent la mauvaise nouvelle. Ceux qui consultent pour savoir de quoi *eux-mêmes ou leur enfant* sont atteints se trouvent dans un état de très grande vulnérabilité et il n'est pas souhaitable que se dresse devant eux un mur de savoir.

Dans les CHU, bannir de ces consultations d'annonce la secrétaire, l'externe et le ou les médecins résidents étrangers effectuant un bref séjour devrait être la règle. La justification première de leur assistance étant ici de remplir leur tâche administrative ou de

---

2. HAENGGELI Ch., MURALT-MÉGEVANT M., KOCH-SPINELI M. & EXTERMANN P., « L'annonce du handicap chez le nouveau-né », *Reflets*, 1995, 3-8.

s'instruire, leur présence n'est pas légitimée par l'intérêt porté au malade. S'ils participent au déroulement du reste de la consultation, il est impératif de les faire sortir au moment où sera reçue la personne à laquelle on doit annoncer sa maladie, pour ne garder qu'une personne de l'équipe permanente, si elle est acceptée. Que cette consultation ne prenne pas la forme d'une leçon magistrale où ce n'est plus le malade qui est au centre du débat mais la maladie.

Ce qui précède peut laisser supposer que, dans un service hospitalier, le diagnostic d'une maladie grave est l'affaire des « patrons ». Il n'en est rien. Tout docteur en médecine doit pouvoir tenir ce rôle. C'est-à-dire que doivent être exclus de cette tâche les étudiants hospitaliers et les internes. Et mieux vaut un attaché de consultation bien rôdé qu'un chef de clinique inexpérimenté. Idéalement, ces consultations reviennent au chef de service et à ses assistants. Ils peuvent être amenés à déléguer ce rôle à de plus jeunes collègues ; leurs autres fonctions, recherche et enseignement, leur laissant peu de temps. Mais il est parfois à craindre que ce manque de temps ne soit qu'un prétexte qui masquerait plutôt une attitude de fuite devant une tâche pénible. Celle-ci, en les mettant devant une certaine situation d'échec, est pour certains beaucoup moins gratifiante que les fonctions de recherche et d'enseignement.

Enfin, et toujours dans les cas d'une annonce en milieu hospitalier où toute une équipe est concernée, il est souhaitable que le médecin annonceur relate fidèlement à celle-ci le déroulement de l'entrevue et le contenu des échanges. Si l'équipe soignante ne doit pas assister à l'entrevue d'annonce, elle doit en revanche être informée rapidement de ce qui s'y est dit. Dans les maladies graves, qui vont souvent nécessiter des consultations répétées et des hospitalisations, c'est toute une équipe qui va se trouver impliquée dans le suivi du malade. Il est donc indispensable que chacun de ses membres ait connaissance du déroulement de ce crucial point de départ dans la maladie. Parmi les reproches adressés par les malades se trouve en effet très fréquemment le manque de coordination entre les médecins et l'équipe paramédicale.

Pour le médecin annonceur, le moment est difficile. Avec l'accompagnement des mourants, c'est sans doute le plus pénible. Peut-être même le plus pénible des deux. Certainement celui qui déclenche la plus forte poussée aiguë de stress. Combien de médecins, regardant la liste des consultants et découvrant le nom d'un patient, s'écrient : « Ah ! Aujourd'hui je vois M. [Mme] Untel. » Ajoutant, après un silence, sur un ton mi-pensif mi-découragé : « Il va falloir que je lui annonce qu'il [elle] a… » Ce malaise a deux raisons. La première est qu'au diagnostic s'attachent immédiatement des éléments pronostiques qui, dans une maladie grave, sont *a priori* défavorables. C'est ce qui était sous-entendu par le médecin qui écrivait : « avec tout ce qu'il y a derrière ». La deuxième raison tient à ce que cette situation d'annonce le confronte à deux réalités antinomiques. D'une part, il va poser un diagnostic qui démontre le sérieux de ses connaissances médicales et le conforte dans sa position de bon médecin. Il n'est pas rare d'ailleurs que plusieurs confrères l'aient précédé sans poser le diagnostic. Mais d'autre part, il va devoir annoncer la relative ou totale impuissance de la médecine face à la maladie qu'il vient de démasquer.

Il va devoir dire qu'il n'y a pas de traitement curatif certain, que l'on va essayer ceci et cela, mais que les résultats ne sont pas garantis. Voire qu'il n'y a aucun traitement autre que ceux qui tenteront de retarder autant que possible les complications. D'un côté il se sent fier, d'un point de vue médical, d'avoir fait un tel diagnostic. Mais cette fierté est tout de suite assombrie par l'incapacité qu'il a à envisager de guérir le patient. Et même, à propos de certaines pathologies, en même temps que le diagnostic se projette dans sa tête, se profile le tableau sombre du devenir du patient, devenir contre lequel il sait n'avoir aucune maîtrise réelle. Dans ces cas extrêmes, le médecin n'est plus placé devant un problème, mais devant un drame qui retentit en lui si fort que toute sa personne va se trouver profondément ébranlée. Il lui sera bien difficile de se cantonner dans une « neutralité bienveillante » théoriquement de bon aloi dans tout l'exercice médical. Il faudra trouver un équilibre assez instable entre l'indispensable empathie positive qu'il cherchera à rendre visible et ses sentiments négatifs générateurs d'émotions qui devront être freinés.

Le mot empathie, qui est rarement usité dans le vocabulaire courant, étant plutôt réservé au domaine psychanalytique ou philosophique, n'est pas employé pour donner un ton savant au propos, mais en raison de son sens. Il est justifié parce qu'il s'agit bien ici d'éprouver, de comprendre, la souffrance du malade et/ou de sa famille et non de « souffrir avec eux », sens contenu dans la racine du mot « sympathie ». Un tel sentiment est à bannir dans les situations d'annonce, car il sous-entend une similitude de sentiments entre les personnes, ce qui ne peut et ne doit pas être le cas ici. D'une façon un peu caricaturale, une attitude de sympathie est représentée par les médecins qui disent à leur(s) interlocuteur(s) sur un ton compatissant : « Je me mets à votre place. » Surtout pas ! Dans un moment tel que celui-là, la personne a au contraire besoin d'un vis-à-vis solide qui montre bien qui il est : médecin, bien portant. Pour illustrer la différence de signification des deux mots et des deux attitudes qu'ils recouvrent, on peut dire que ce serait comme si, dans un naufrage, la sympathie d'une personne la poussait à en agripper une autre en train de couler, risquant grandement de sombrer avec elle, alors que la personne empathique se cramponnerait au bateau et tirerait à elle celle qui coule.

Ne pas montrer la souffrance qui habite le médecin, ne pas mettre cette souffrance à l'unisson de celle du patient. Ce précepte doit conditionner le comportement du médecin. Celui-ci sait d'ailleurs qu'il aura à faire face très souvent à une hostilité parfois très forte de la part de son patient ou de sa famille, même si elle se manifeste rarement d'emblée. Il aura à assumer son rôle de responsable tenu pour plus ou moins coupable de la déviation de la destinée de la personne. Ce rôle d'annonceur est certes ingrat et ardu. Mais bien mené, il est un de ceux qui font le plus honneur à la profession. Le médecin sera alors vécu comme l'ange gardien du malade et non comme la mauvaise fée qui, sitôt son sort jeté, disparaît.

QUOI ?

Il a dit la vérité...

Que va dire celui qui annonce ? Là, comme précédemment pour la question de l'annonceur, la réponse est sans ambiguïté : C'est la vérité qui doit être dite. Encore faut-il préciser ce que l'on entend par vérité. En terme d'annonce d'une maladie, la vérité, c'est dire clairement le nom exact de la maladie. Dire la vérité apaise une angoisse et s'avère indispensable pour que s'instaure une bonne coopération thérapeutique. Avec un diagnostic « édulcoré », le malade peut ne pas comprendre pourquoi on lui impose un traitement souvent pénible et contraignant, dont les inconvénients semblent disproportionnés en regard d'une affection qu'il imagine relativement bénigne. Il se rebellera alors, et pas seulement contre le traitement mais aussi contre le médecin qui le lui a prescrit. Il est, en effet, très difficile d'insister sur la nécessité de respecter strictement un traitement présenté comme obligatoire à partir d'un diagnostic vague.

Dire la vérité, c'est éviter absolument les périphrases qui maintiennent un halo d'incertitudes autour du diagnostic. Un nom imprécis maintient la porte grande ouverte sur l'anxiété qui, à partir de là, ira toujours augmentant, l'évolution ne correspondant pas à ce que laissait espérer une description adoucie de la maladie. C'est ainsi que des parents, minés par l'inquiétude, demandaient à un neurologue de leurs amis à propos de leur fille qui présentait à l'évidence une sclérose en plaques : « Mais qu'est-ce qu'elle a ? On ne nous dit pas ce qu'elle a ! » En posant cette question précisément à un neurologue, alors qu'ils avaient consulté un confrère, ils montraient que leur angoisse était double. Parce que leur fille était malade et parce que le diagnostic – qu'ils pressentaient vraisemblablement – leur était refusé.

Ainsi, pour prendre comme exemple le cas précis d'une sclérose en plaques, dès que le diagnostic est certain, il faut annoncer : « C'est une sclérose en plaques » et non pas dire : « C'est une myélite » ou : « Vous avez une affection démyélinisante de la moelle. » Ces deux termes ne sont pas faux, mais ils ne sont pas vrais non plus, car ils ne décrivent que partiellement l'aboutissement des choses : la moelle a perdu de la myéline. Ils ne permettent pas au malade de se situer. Il n'est pas possible de rattacher à ces appellations la moindre idée qu'elle soit d'étiologie, d'évolution ou de traitement. Donner le nom précis de la maladie, ici « sclérose en plaques », a l'avantage de faire démarrer la prise en charge sur la base la plus solide possible même si les incertitudes sont grandes quant à l'évolution et au pronostic qui y sont attachés. La plupart du temps, en effet, l'incertitude est très souvent importante en ce qui concerne le pronostic, il ne faut pas en rajouter en ce qui concerne le diagnostic.

Le nom de la maladie donné, l'ennemi est démasqué. Le combat peut démarrer. Un combat qui pourra être mené de concert par les deux parties en présence, soignants et soignés. Il est certain que les stratégies de lutte contre l'évolution naturelle de la maladie, souvent astreignantes et pénibles, sont mieux admises par le malade si le traitement imposé est compris en fonction de la maladie clairement expliquée. Et puis, donner un nom aux douleurs, aux symptômes qui ont motivé la consultation apaise une angoisse. L'angoisse de l'inconnu, comme lui, sans limites. Elle sera bien sûr remplacée par une autre, sur l'avenir, que le médecin s'efforcera de borner. Par ailleurs un diagnostic flou et/ou atténué est toujours donné avec l'idée de réduire le choc de l'annonce. Cela peut être vrai sur le moment même. Mais très rapidement ce raisonnement apparaîtra erroné et dans la suite des choses le malade reprochera toujours que la vérité ne lui ait pas été dite dès le départ.

Dire la vérité ne veut pas dire que l'on va mettre le malade au fond d'un puits. Contre cela doivent être évitées les annonces lapidaires qui se voient trop souvent encore. Celles-ci seraient plutôt une spécialité chirurgicale. Telle l'annonce, relatée par Élisabeth Gille[1], au cours de laquelle le chirurgien, après l'avoir examinée, avoir regardé attentivement ses radios et compulsé le dossier, lui déclare : « Eh bien, je vous opère le 2. – Oui, mais de quoi, docteur ? – Mais de votre cancer, madame ! » Voilà, le diagnostic est lancé ! Même plutôt balancé ! Au nom de la vérité, des médecins tombent ainsi dans une certaine brutalité. Les révélations de cette sorte peuvent être source d'un choc si grand que les conséquences en seront durables, irrémédiablement. Mais à l'opposé, une vérité tamisée peut laisser la porte ouverte à une étreignante anxiété dont les conséquences peuvent être encore pires que celles de la brutalité.

Entre ces deux écueils, bien que la marge de manœuvre soit étroite, il est néanmoins possible de maintenir le cap. Pour cela, il est bon d'avoir en tête que des mots peuvent heurter et que leur emploi amplifie et déforme la réalité. Par exemple, le mot mongolisme est à proscrire car il est porteur de beaucoup de notions extrêmement péjoratives. Il n'est qu'à entendre, dans les cours de récréation, les enfants pour qui l'injure suprême adressée à l'un des leurs est bien souvent « mongol » ou « gogol ». La même chose se retrouve d'ailleurs chez les adultes qui marquent leur mépris profond pour quelqu'un en le traitant de « mongolien ».

---

1. GILLE É., *Le crabe sur la banquette arrière*, Paris, 1994, p. 139.

Sont donc à proscrire du langage des soignants quels qu'ils soient les mots connotés trop négativement. Par ailleurs, il est des mots qui ne sont pas affublés d'une signification péjorative mais qui, souvent pour des raisons conjoncturelles, ont un impact excessivement dramatique.

Ainsi, dans le cas d'un diagnostic de myopathie, pour ne pas choquer trop intensément son interlocuteur, il est préférable de ne pas donner ce terme en premier mais de l'amener progressivement. Dire par exemple : « Ce ne sont pas vos nerfs [2] qui sont atteints, mais vos muscles, vous avez donc une maladie musculaire. » Et tout de suite après cette phrase-là, le nom précis de la maladie sera indiquée. Volontairement, le mot « myopathie » tout seul n'aura pas été prononcé jusque-là. En effet, depuis la connaissance médiatique de la pathologie musculaire, en grande partie à travers le Téléthon, ces maladies, sous le terme uniforme de myopathies, sont toutes considérées comme très graves et leur nom est associé à l'idée du fauteuil roulant et même de la mort, alors qu'elles sont très polymorphes dans leur gravité et leur évolutivité. À l'inverse, pour les cancers, mieux vaut dire « cancer » que « lésion maligne ». Dans ce cas-ci, la personne pense que cette façon de parler est destinée à atténuer la vérité et qu'une telle attitude ne peut être justifiée que par la gravité des

______

2. Lorsque les gens ont des difficultés motrices, ils pensent que ce sont leurs « nerfs » ou leurs articulations qui sont en cause, rarement leurs muscles.

lésions découvertes. Prononcer « cancer », à l'inverse, sous-entend que l'on fait face à l'ennemi que l'on ose nommer, que l'on croit aux armes thérapeutiques dont on dispose pour le combattre.

Actuellement d'ailleurs, le problème des personnes qui souffrent d'un cancer est plutôt déplacé, non pas au moment de l'annonce, mais lorsque les différents traitements proposés ont échoué ou lorsque la personne est estimée guérie et que le médecin satisfait se détourne d'elle. Dans l'un et l'autre cas, le désarroi est très grand. Si la fin de vie commence à être bien accompagnée dans les unités de soins palliatifs notamment, dans le cas d'une rémission longue ou d'une guérison, une prise en charge analogue à celle d'une annonce de maladie grave devrait être instaurée. Car il faut alors réapprendre à vivre, à s'imaginer un nouvel avenir, après avoir vécu uniquement dans le présent.

La vérité est donc dite, mais de façon à être comprise par les patients et, éventuellement, les familles. Pour cela le langage employé comportera les mots adaptés au vocabulaire du ou des interlocuteurs. Ainsi, il est possible d'espérer que ce qu'ils comprendront des choses dites sera au plus près de la réalité. Dans ce but, lorsque le diagnostic doit être donné lors d'une première consultation, il est indispensable, après avoir recueilli les données d'état civil et d'anamnèse, de continuer à faire parler les gens tout au long de l'examen clinique. Cela a le double intérêt d'une part, de mettre les gens à l'aise autant que possible et d'autre part, d'apprécier le registre de vocabulaire de ses interlocuteurs. Ainsi les mots utilisés pour l'annonce diagnostique proprement dite seront-ils choisis au plus près de ce vocabulaire.

Il est des cas, pas si rares, où l'on ne parvient pas, malgré des investigations poussées, à donner un diagnostic précis. Là aussi, il est primordial de le dire clairement en expliquant pourquoi il est impossible de dire la vérité. Il s'agit fréquemment d'annonces qui concernent des atteintes neurologiques de jeunes enfants. Une anomalie de développement est remarquée dans les semaines ou mois qui suivent la naissance. Les symptômes observés ne peuvent être rattachés à une cause précise. Le problème est, alors, de bien faire comprendre aux parents que quelque chose ne fonctionne pas correctement. Mais que, bien que l'origine n'en soit pas déterminée et qu'il n'y ait pas de nom précis à donner, cela n'empêche pas pour autant de mettre en place une prise en charge correcte. C'est dans de tels cas que devra être fait un « travail d'élaboration du diagnostic » qui sera mené par l'équipe soignante en totale symbiose avec les parents. Dans le cas d'un enfant présentant un retard psychomoteur, par exemple, cette démarche est indispensable pour obtenir la nécessaire coopération de ces derniers dans la mise en route et le suivi d'un programme éducatif.

Il arrive, et cela n'est pas rare, que le message du médecin ne soit pas reçu. Le déni est déjà installé chez l'interlocuteur, patient ou famille du patient. Il ne peut ou ne veut entendre la vérité. Cette situation se rencontre surtout lorsqu'un temps long de doute, voire d'errance médicale, a précédé le moment du diagnostic. Il n'est pas souhaitable alors d'« enfoncer le clou », de vouloir faire rentrer la vérité à tout prix. Cela risque simplement de geler la situation, de placer tout le monde dans une impasse, en coupant toute relation immédiate, mais aussi souvent de façon durable. S'ils n'ont pas trouvé quelqu'un dont le discours parvient à les retenir, commence alors pour eux une errance à la recherche de ce qu'ils ont envie d'entendre. Quête qui se fera d'abord auprès d'une série de confrères pour aboutir souvent chez des guérisseurs. Ainsi, parfois, des années sont perdues, au préjudice total du malade et de la prise en charge précoce et correcte de sa maladie. Par conséquent, si des réticences se font sentir devant le diagnostic énoncé, réticences souvent manifestées sous la forme d'excuses, elles doivent être respectées.

Telles celles de parents qui disent pour expliquer les mauvaises performances de leur enfant lors de son examen : « Aujourd'hui il est fatigué, on a dû le réveiller tôt. » Il n'est pas souhaitable d'insister en réfutant sèchement : « Ça n'a rien à voir. » Il est préférable de répondre simplement : « peut-être », pensant à part soi que les parents ne sont pas prêts à entendre la vérité. Le médecin fera juste un commentaire tel que : « Je vais quand même noter dans le dossier que mon examen me fait penser qu'il pourrait s'agir de telle maladie. » Il répète ainsi le nom et l'écrit dans le dossier. Mais, ajoute-t-il : « Comme vous pensez que votre enfant est fatigué, je vous propose de revenir me voir dans deux mois environ. » L'amour-propre des parents, leur narcissisme, aura été, certes, entaillé, mais pas trop profondément pour qu'ils ne s'effondrent pas. Le nom aura été donné ; il occupera leur esprit, s'y fera un petit nid et généralement, à la deuxième consultation, ils seront prêts à accepter la vérité repoussée la première fois. Si tel n'est pas le cas, il faudra patiemment envisager une troisième consultation. Proposer de transférer sur un confrère de tels patients n'est pas souhaitable, sauf bien sûr si le malade ou la famille le demande. D'une part, ce serait la marque d'une perte de contrôle de soi et d'autre part, cela accroîtrait considérablement le désarroi des individus. Rester solide, avec une apparence patiente et sereine, maîtriser ses émotions même si c'est parfois très difficile et que, dans certains cas, le narcissisme du médecin aussi en prend un sérieux coup.

Devant un déni structuré, le risque est que l'enjeu de l'entretien ne soit plus une personne face à sa maladie, mais que les forces se déplacent sur l'estime que chacun a de soi et que chacun entend préserver. L'important pour le médecin est de percevoir l'état d'esprit de son interlocuteur, de l'admettre et d'essayer discrètement de percer la cause de ce déni. La présence de celui-ci n'empêche pas d'enclencher en même temps une prise en charge sans insister sur le diagnostic donné. Pour l'exemple précédent, si les parents ne veulent entendre parler que de fatigue, ce sera au nom de celle-ci et pour la soulager, que tous les traitements seront proposés, qu'ils soient physiothérapiques ou chimiothérapiques.

Cependant cette prise en charge aura un succès plus aléatoire tant que le diagnostic qui la justifie n'aura pas été admis.

Le jour où le diagnostic est donné, il est souhaitable de dire peu de chose en dehors de celui-ci. Immédiatement après que les mots fatals ont été lâchés, il est alors important de respecter un temps de silence. Il permettra au malade de se ressaisir, de retrouver une certaine pensée et peut-être même de retrouver l'usage de la parole pour poser une question. Ce moment de silence est vécu comme tel par le médecin, mais pas par le malade. Dans ce moment-là, ce dernier a perdu tous ses sens et n'a plus la notion du temps. Pour lui, tout s'est arrêté : il est comme en apnée, la tête sous l'eau ; il ne voit plus rien, n'entend plus rien. Il ne souffre pas, car pour quelques secondes ou minutes, il n'existe plus, anéanti. En se forçant à se taire, le médecin se met à l'unisson avec son interlocuteur. C'est grâce à ce silence que l'empathie peut se développer. Parfois d'ailleurs, le médecin en perçoit des signes tangibles : les yeux picotent, la gorge se noue. Tous signes qui seront refrénés par des idées de lutte contre la maladie.

Dans bien des cas, même après quelques minutes, le malade reste muet ou s'effondre en pleurs. Dans cette dernière éventualité, on se contentera de lui tendre une boîte de mouchoirs s'il n'en sort pas un lui-même (d'expérience, c'est très rare que les gens en aient). Dans ce geste, il ne faut pas voir une manœuvre dérisoire et démagogique. C'est une main tendue, au propre et au figuré, qui amorce la reprise d'un échange. Les personnes ne s'y trompent pas et, dès qu'elles sèchent leurs larmes ou, au milieu de celles-ci, elles se mettent à parler. Il est souhaitable que le dialogue, même minime, qu'il faut tenter d'instaurer, le soit à partir d'une question ou d'une réflexion du patient. Le médecin, fréquemment étonné par ce qui lui est alors dit, se rendra compte de la grande diversité de compréhension et d'interprétation du message qu'il aura voulu transmettre.

L'enjeu sera d'essayer de provoquer des questions. En particulier, on n'empêchera pas leur expression en parlant d'abondance. En attendant que les gens s'expriment, on aura une indication sur la façon dont ils ont perçu le message. Il n'est pas rare que la personne reste muette. Alors, seulement après quelques minutes, on cherchera à reprendre contact. Le patient est loin de son interlocuteur, sa pensée figée dans un abîme noir. On posera simplement une question volontairement très plate, très banale : « Qu'en pensez-vous ? », ou : « Qu'est-ce que vous en dites ? » Soit encore une autre petite phrase anodine, telle : « Vous avez déjà entendu parler de cette maladie ? » Tout simplement encore un grognement interrogatif, « humm ? » éventuellement assorti d'un petit sourire. Il serait alors très mal venu de dire quoi que ce soit à propos de la maladie. En effet, si le malade ne parle pas, il s'est remis à penser, souvent de façon chaotique mais extrêmement intense. Il retiendra alors des bribes de phrases dont le sens sera facilement détourné.

Le diagnostic donné, celui-ci ne sera pas assorti d'un pronostic précis, même si l'on est quasi certain de l'évolution de la maladie que l'on annonce. Dans le cas où la personne concernée ou sa famille poserait la question, on ne parlera qu'en terme de possible ou d'hypothèse évolutive, mais en insistant bien sur le fait qu'il s'agit de notions reposant sur des statistiques qui n'ont aucune valeur à l'échelle d'un individu. Lorsque l'incertitude l'emporte sur la certitude, si le médecin est interrogé, il est impératif qu'il dise clairement que les connaissances du moment sur l'affection en cause ne permettent pas de donner un avis pronostique. Dans certains types de pathologies, il est cependant nécessaire de parler rapidement de l'avenir. C'est le cas notamment des affections nécessitant la prompte mise en route d'un traitement douloureux ou d'une rééducation éprouvante.

Il est des cas, pas si rares, où donner le diagnostic nécessite de procéder par étapes. Chez un malade qui a eu un traumatisme de la moelle épinière, par exemple, l'annonce du diagnostic va déclencher la perspective de tellement de conséquences négatives au quotidien, qu'il faut dire la vérité par toutes petites touches, au risque, sinon, de déclencher une anxiété et un état dépressif ingérables. La seule circonstance où, semble-t-il, il soit nécessaire de parler de l'issue de la maladie est celui où celle-ci va évoluer rapidement vers la mort. Idéalement cette information devrait être livrée au malade et à sa famille. Ne la donner qu'à la famille met tout le monde dans une situation très cruelle de faux-semblants, de cachotteries et augmente la solitude du mourant. Il faut, là aussi, beaucoup de tact. Il ne saurait être question d'annoncer sèchement : « Vous en avez pour… » en indiquant la durée d'évolution qui semble la plus probable.

De même le mot « mort » n'est pas à prononcer. Pour plusieurs raisons. La première est que la société occidentale actuelle gomme jusqu'à l'idée même de la mort. La mort est escamotée. On ne s'y prépare plus, on ne porte pas le deuil. Les gens meurent trop souvent seuls, à l'hôpital. La deuxième raison pour ne pas parler de mort découle de ce climat de négation profonde : il n'est pas pensable d'infliger, en deux phrases rapprochées, deux traumatismes majeurs. Et puis, il en est une troisième, non des moindres. Même si les connaissances médicales, la longue expérience du consultant lui font savoir qu'en fonction du diagnostic énoncé, il n'y a pas d'espoir, il faut laisser une porte ouverte à un certain espoir, justement. Au moment du diagnostic, il n'est pas question de baisser les bras. Ce qui ne veut pas dire que l'on fera ultérieurement de l'acharnement thérapeutique. Il faut donc faire entrer l'idée de mort, mais doucement. « Cette maladie met votre vie en danger » serait une phrase acceptable à dire. Imaginant que le malade réponde : « Mais alors, je vais mourir ! » – une réponse pourrait être : « Comme tout le monde, hélas ! Mais nous avons tous à nous battre contre la mort. » Dans ces cas en particulier, il est encore plus nécessaire que dans les autres de lui insuffler immédiatement des envies d'espérer et de se battre, surtout.

L'essentiel, le jour où le médecin annonce le diagnostic, est d'amorcer un vrai, ou au moins une ébauche de vrai dialogue avec le patient. Fondamental pour la suite des événements, c'est ce qui est le plus difficile à réussir. Pourquoi cette difficulté ? Donner le diagnostic c'est comme donner l'estocade. Involontairement, mais de façon assez inévitable, le médecin est perçu comme un agresseur. Le malade est touché, profondément atteint. Dans le même temps, à la différence d'un matador, le médecin ne ressent aucun sentiment de victoire. Un malaise profond s'installe. Pour lui aussi, c'est un moment pénible, très difficile à vivre et à gérer. C'est pourquoi il faut encore souligner qu'il est impensable de le confier à des étudiants ou à de jeunes médecins. Dans cette circonstance de son exercice professionnel, le praticien est en prise, comme on l'a déjà vu, avec deux données contradictoires : d'une part, il fait un diagnostic « brillant », surpassant éventuellement quelques confrères qui étaient passés à côté de celui-ci. D'autre part, ce diagnostic va être assorti de l'aveu d'une relative ou totale incapacité thérapeutique curative et parfois de l'aveu également d'une méconnaissance partielle ou totale des causes de la maladie.

Donc, un moment de pure jouissance de ses compétences médicales complètement annihilé par le sombre pronostic et l'impuissance thérapeutique totale ou relative qui lui sont accolées. Cette situation, dont ils ont conscience avant même de s'entretenir avec le malade, crée un état de malaise chez les médecins qui sont dans l'attente de l'annonce qu'ils ont à faire. Et pour pallier ce mal être, ils n'ont que de faibles moyens tenant à leurs capacités personnelles à gérer les relations humaines.

C'est ainsi que l'un d'eux dit qu'il « enrobe l'annonce » dans le but de « faire mieux passer le diagnostic ».

Une fois le verdict lâché, que disent les médecins ? Leur attitude diverge. Certains, trop nombreux, parlent longuement, essayant par leur propos, disent-ils, d'« anticiper un certain nombre de questions ». Ils tiennent alors un discours très structuré, comme découpé en chapitres qui concernent successivement le pronostic général puis le pronostic particulier du patient en fonction de son âge, de son sexe, éventuellement de l'histoire familiale et enfin le traitement que l'on peut proposer pour freiner l'évolution spontanée de la maladie. Alors que, pour un temps, leur(s) interlocuteur(s) ne sont plus capables d'écouter quoi que ce soit, certains ne se cachent pas d'avoir, dès ce moment, des prétentions didactiques. Ainsi l'un d'eux dit faire au malade, à propos de la transmission héréditaire, « un petit cours de génétique ». D'autres, une fois le diagnostic donné et les grands traits de la maladie précisés, laissent les gens poser les questions qui les intéressent. Ils ne les anticipent pas, laissant venir les choses au moment où la question se pose.

Le monologue type conférence ou livret d'instruction sur la maladie est à bannir complètement. Destiné apparemment à expliquer les tenants et les aboutissants de celle-ci au patient, il est surtout bénéfique au médecin dont il masque l'angoisse et à qui il évite de répondre aux questions. D'une façon générale, dans ce que le médecin dira, il restera plutôt en deçà de ce qu'il sait, en faisant bien attention de ne pas aller au-delà des limites de ce qu'il ne sait pas. Inconsciemment l'annonceur peut avoir une attitude ostentatoire à propos de la science qu'il connaît, de l'expérience qui l'habite ou de la morale qui le guide. Toutes les notions en apparence générales, mais qui sont passées au tamis de la subjectivité, doivent être refoulées. Si ce n'était pas le cas, le danger serait alors grand que l'on parle davantage sur la maladie que de la maladie d'un individu.

Car il est important, même primordial, que la personne ressorte de la pièce en ayant repris la parole. Si elle est trop choquée pour pouvoir parler de sa maladie, il faudra arriver à la faire s'exprimer sur quelque chose de plus anodin. Sur la façon dont elle est venue par exemple : « Accompagnée ? En train, en voiture ? », comment elle va repartir, etc. Peu importe, l'essentiel est que la personne ait articulé quelques mots à peu près cohérents avant de sortir. C'est une petite amorce à la sortie du puits dans lequel on vient de la faire plonger. Et il est important, il est même fondamental, que cette amorce se fasse *hic et nunc*, c'est-à-dire dans le lieu et dans le moment où la maladie aura été apprise.

Si la vérité doit être dite, il ne faut pas aller au-delà de celle-ci. Au moment de l'annonce, le nom de la maladie suffit ; l'associer à ses possibles conséquences n'est pas souhaitable. À ce propos, il faut s'attarder ici sur l'association trop souvent faite du mot « handicap » avec le mot « annonce ». Dans les propositions définissant la maladie grave donnée plus haut, la moitié concerne des conséquences fonctionnelles. Et d'une façon qui se généralise, et même se banalise, pour parler du moment où quelqu'un apprend qu'il est atteint d'une maladie provoquant une déficience, les professionnels de la santé parlent d'« annonce d'un handicap » ou de « révélation d'un handicap ».

Mais avant de discuter à propos de cette malheureuse association, il faut se demander s'il est bien justifié de s'étendre autant sur la question du handicap qui pourrait ne pas concerner toutes les maladies graves. La notion de maladie handicapante est souvent assimilée à celle de maladie invalidante, les causes de l'invalidité se limitant pour la plupart des gens aux atteintes sensorimotrices. Or toute maladie qui perturbe la vie active de n'importe quelle manière est une maladie invalidante. N'importe quelle maladie grave altère la qualité de la vie, avec en premier lieu une entrave des activités. Par conséquent, toute maladie grave est potentiellement handicapante. Il en est ainsi, par exemple, d'un diabète non compliqué, sans incapacité fonctionnelle donc sans invalidité. Le handicap est là, entre les contrôles quotidiens de la glycémie et l'astreinte du régime et des heures de repas qui impliquent un mode de vie particulier.

L'association des mots « annonce » et « handicap » est une association inappropriée parce qu'elle lie deux concepts qui n'ont absolument pas à l'être. Le handicap n'est pas concomitant de l'apparition de la maladie. Lorsqu'un individu présente une anomalie, maladie ou malformation, ce que le médecin lui annonce, c'est qu'il a une déficience. Celle-ci peut être organique ou fonctionnelle. À cause de cette déficience, il ne pourra pas effectuer certaines choses. On dit que cette déficience lui procure une incapacité. La vie en société, relationnelle ou de travail, a des exigences auxquelles le malade, du fait des incapacités secondaires à sa déficience, ne pourra pas répondre. Cette impossibilité est le handicap ou désavantage que lui procure la confrontation de sa maladie avec les exigences de la société.

Le handicap prendra corps au fil du temps dans le travail et les loisirs, chaîne et trame du tissu social. Pour une atteinte similaire, il sera différent d'un individu à l'autre, dépendant de la personnalité et de l'environnement de chacun. Lors de l'annonce de la maladie, par définition, le handicap n'existe pas. Le faire exister d'emblée, c'est affirmer que les sujets porteurs d'une anomalie ou d'une maladie sont des anormaux, hors de la norme. Mais il n'y a pas une norme unique. « L'homme normal c'est l'homme normatif, l'être capable d'instituer de nouvelles normes, même organiques », écrit Canguilhem[3] qui ajoute : « Une norme unique de vie est ressentie privativement et non positivement. » Une anomalie ne débouche pas sur une anormalité. Ainsi, une mutation génétique est anomalie. À l'exception des jumeaux homozygotes, nous sommes tous génétiquement mutés les uns par rapport aux autres. Nous ne sommes pas anormaux pour autant. Cet

---

3. CANGUILHEM G., *Le normal et le pathologique*, PUF, coll. « Quadrige », 6ᵉ éd., 1996, p. 87.

exemple très simple permet d'illustrer qu'il y a « d'autres normes de vie possibles [4] ».

Si ces expressions où le mot « handicap » supplante le mot « maladie » n'étaient que la manifestation d'un abus de langage, elles seraient peut-être acceptables. Mais elles ne le sont pas, car elles sont en fait le reflet d'un état d'esprit qui règne en France à propos des maladies déficitaires chroniques dans toutes les instances décisionnelles des domaines de la santé et de l'aide sociale. Cette association « annonce-handicap » est le miroir des opinions et des attitudes. Et celles-ci orientent les décisions. L'association « annonce et handicap » est employée par ceux-là mêmes qui sont en charge des personnes handicapées, employée par ceux précisément qui devraient défendre leurs intérêts. Des colloques sont organisés, des cours sont donnés sur ce thème : « l'annonce d'un handicap ».

Il est navrant d'entendre dire un médecin de centre de Protection Maternelle et Infantile, décrivant sa première consultation avec un bébé porteur d'une anomalie : « Tout de suite, c'est son handicap qui nous frappe [5]. » Si une telle expression est utilisée, ce n'est certes pas parce que ces personnes ne savent pas ce que le mot handicap veut dire. Son sens est connu d'eux mieux que de quiconque. Ils savent que le handicap est le résultat du conflit entre les incapacités générées par

---

4. CANGUILHEM G., *op. cit.*, p. 91.
5. *In Annonce du handicap et accueil de l'enfant handicapé*, J. Clerget éditeur, Centre Thomas More, 1990, p. 96.

une (ou des) déficience(s) et les exigences d'une société qui réclame toujours plus de capacités. Par conséquent, au moment de l'annonce, faire rentrer dans la donne le rôle préjudiciable d'une société qui impose une norme unique est inepte.

Cette façon de dire pourrait être la traduction d'un fatalisme extrême des soignants. Fatalisme qui est en fait le reflet des orientations de la politique et de l'opinion de notre pays en matière de handicap, politique et opinion publique marchant pour une fois dans le même sens. Il serait en fait plus juste de dire que l'opinion laisse faire la politique, car elle se désintéresse totalement de la question du handicap tant qu'elle n'est pas concernée par celui-ci. Attitude d'autant plus blâmable que, la population vieillissant, chacun de nous est un handicapé potentiel.

Il est certain que l'action politique ne montre pas la bonne direction. Ainsi, la circulaire[6] destinée à améliorer la prise en charge immédiate des enfants nés avec une anomalie ou une déficience s'intitule : « L'accueil de l'enfant **né avec** un handicap. » Une petite phrase est certes glissée dans le texte, précisant qu'il « est important de ne pas parler de handicap ». Cependant, même les auteurs de cette circulaire n'ont pas tenu compte de cette remarque, puisqu'il n'est ailleurs question que de handicap, immédiatement présent : « Les

---

6. « L'accueil de l'enfant né avec un handicap. Le rôle des maternités », ministère des Affaires Sociales et de la Solidarité nationale, circulaire du 29 novembre 1985.

professionnels, confrontés à la découverte du handicap » ou encore : « Lorsque le handicap est connu et annoncé. »

Devant une maladie grave, il est tout aussi injustifié de vouloir nier le handicap potentiel que de le considérer comme immédiat et inéluctable. En France, actuellement, c'est la deuxième éventualité qui prédomine. Cette pratique est révélatrice des mentalités qui la sous-tendent. Il faudrait œuvrer pour que cela change. Seule une volonté politique influencera l'opinion et fera changer cette idée d'inexorabilité du handicap. Nos attitudes sont régies par la peur, peur de la maladie, peur des différences surtout. N'est-ce pas parce qu'elles font peur par les différences qu'elles introduisent que les infirmités sont d'emblée converties en handicaps ? N'est-ce pas la peur de la réalité qui fait que l'on cherche à l'édulcorer en parlant de malentendants pour sourds et de malvoyants pour aveugles ?

Dans ce contexte, pourquoi « annonce ou révélation d'un handicap » sont-elles des expressions d'usage ? Les propos dits et entendus lors de l'annonce de la maladie sont vécus, par une extrapolation immédiate, non pas en terme de causalité, la déficience, mais de conséquence, le handicap. Pour ceux qui s'en occupent, la déficience annoncée ne prend en effet corps et sens que dans les conséquences qu'elle va entraîner sous la forme de handicap. Il est à souligner que dans la consultation d'annonce, le mot handicap n'est pratiquement jamais prononcé, mais il est là, dans l'inconscient de chacun.

Avoir, au moment de l'annonce du diagnostic, l'optique de l'inéluctabilité du handicap est grave car cela revient à marginaliser les malades d'emblée, à organiser les aides seulement lorsque cette marginalisation est installée. C'est aussi mettre les malades dans des sortes de ghettos selon leur incapacité : c'est ainsi qu'un enfant atteint de cécité sera immédiatement inscrit à l'Institut National des Jeunes Aveugles plutôt que de chercher à l'insérer dans une classe de voyants, que les jeunes sourds sont concentrés à l'Institut National des Jeunes Sourds. Ce n'est pas les préparer à vivre dans une société majoritairement valide. Ce n'est pas non plus préparer cette société à les accueillir.

L'incapacité jugée tout de suite comme étant un handicap est l'affirmation qu'une infirmité n'est pas compatible avec la société « normale ». Cette ségrégation est en fait la marque d'une société très peu tolérante, normative, qui établit implicitement des canons pour qui veut en faire partie. Canons qui ne sont pas fixes car, avec le « progrès », la société réclame toujours plus de performances. Or il suffit qu'une société accepte des individus ayant des capacités réduites, en considérant comme il est mentionné plus haut que chaque être établit ses propres normes, pour qu'elle voie diminuer le nombre de ses handicapés.

Il pourrait en aller différemment. Dans d'autres pays d'Europe[7], la façon de traiter le problème est diamétralement opposée à celle qui a cours en France.

---

7. En Suède notamment, pays où je suis allée enquêter.

Le risque de handicap est reconnu, mais tout est mis en œuvre, tout de suite, dès l'annonce du diagnostic, pour qu'il n'apparaisse pas ou qu'il soit le plus minime possible. C'est ainsi la responsabilité de chaque commune de modifier le logement ou d'en proposer un autre approprié au maintien à domicile, de trouver un moyen de transport, de donner une aide pour suivre la filière scolaire des valides. Bref, d'organiser les choses pour permettre au malade d'être inséré autant qu'il est possible dans la société.

En France, on laisse le handicap se constituer et, alors, on propose des aides. On donne des allocations et on ne fait pas d'intégration. Lorsque le handicap est patent, il est proposé des pensions et des structures d'accueil « pour handicapés ». Ceci aboutit à organiser des sociétés particulières de différents groupuscules de handicapés, à faibles pouvoirs décisionnels parce que d'intérêts divergents. Il est souhaitable que les mentalités changent, d'autant que la durée de vie augmentant, le nombre d'invalides croîtra de pair. La politique évoluera sans doute, non par esprit de charité, mais par contrainte économique, un invalide non inséré dans la société, donc handicapé, coûtant plus cher qu'un invalide inséré. En attendant, comme une société avancée ne peut laisser trop de gens sur le bas-côté de la route, il est bon que les soignants ne commencent pas par les y précipiter.

Il n'est pas possible de quitter le sujet centré sur ce que le médecin se doit d'annoncer à son interlocuteur, sur la vérité qui doit être dite, sans évoquer un domaine de la médecine où, systématiquement, celle-ci n'est pas donnée. Il s'agit de la psychiatrie et, dans cette spécialité, plus précisément, du domaine des maladies psychotiques. En France, à l'opposé des pays anglo-saxons, le diagnostic de psychose maniaco-dépressive et encore plus celui de schizophrénie sont très rarement donnés au patient. Il est ainsi possible de voir des individus dont la schizophrénie évolue depuis plus de vingt ans se dire très malheureux, et être de fait déprimés, parce que leur « dépression » ne guérit pas, contrairement à celle d'autres malades côtoyés à l'hôpital. Ce peut être aussi des parents terrassés par la nouvelle qu'ils découvrent sur un compte rendu opératoire qui commence par : « Patient schizophrène hospitalisé pour... » Illustre aussi ce fait l'attitude de ce psychiatre, accroché par une mère qui, à l'heure des visites, implore : « Docteur, mais qu'est-ce qu'elle a ? Mais qu'est-ce qu'elle a ? » elle s'entend répondre par le psychiatre qui s'échappe plus qu'il ne part : « Madame, votre fille est folle, votre fille est folle ! »

Ne pas faire état du diagnostic est une volonté délibérée des psychiatres français. Certains objectent qu'un malade psychotique ayant un trouble du jugement, ils ne peuvent pas savoir, par conséquent, ce qu'il comprendra. Mais sur quels arguments peuvent-ils décider qu'un tel malade est inconscient de son état au point de ne pas se penser malade et qu'il est à l'abri de l'angoisse de l'incertitude ? Un autre argument parfois évoqué est qu'en psychiatrie, la nosographie est plutôt secondaire et que l'on travaille plutôt sur des galaxies assez floues de syndromes. Ceci est tout à fait valable au niveau des recherches dans cette spécialité, mais pas au niveau de la prise en charge d'un malade. Celui-ci a besoin de savoir comme n'importe quel autre malade. Le mode de communication sera souvent particulier et difficile à trouver, mais le psychiatre est, théoriquement, formé pour.

En effet, en dehors des épisodes délirants, la plupart des patients schizophrènes sont capables d'entendre ce mot assorti de quelques explications très simples, telles que : « Il y a dans votre cerveau des molécules qui fonctionnent trop, d'autres pas assez. Comme le cerveau est l'organe de la pensée, dans ces conditions, celle-ci est perturbée. » Pourquoi ne pas ajouter une comparaison qui permet à la fois de mieux comprendre, mais aussi qui dédramatise un peu la situation ? On pourra ainsi indiquer : « Vous êtes comme quelqu'un qui a un diabète ; son pancréas ne fonctionne pas bien, alors, comme vous, il doit prendre tous les jours des médicaments. Cela lui permet de continuer à avoir des activités. » Il n'est pas nécessaire d'en dire plus. Cette comparaison est donnée pour banaliser la maladie psychiatrique, maladie « comme une autre » et aussi dans le but de bien faire comprendre au patient qu'une prise de médicaments régulière est indispensable tout au long de sa vie. La France, qui a été pionnière au XIXe siècle en matière de psychiatrie, doit maintenant rattraper un retard en considérant différemment les personnes qu'elle a à traiter. Comme Pinel a placé l'aliénation mentale sur le même plan que les maladies organiques, le malade mental doit être traité comme les patients atteints de maladies somatiques.

COMMENT ?

La manière de « l'Art »

« Il n'est pas possible d'effacer de ma mémoire les vingt premières minutes pendant lesquelles j'ai entendu pour la première fois prononcer le mot myopathie. Je n'ai rien oublié quinze ans après : le fauteuil trop confortable, le médecin trop gentil, le soleil de désastre qui brillait à l'extérieur… Je doute fort que le médecin qui tentait de m'expliquer "sa" vision de la myopathie ait bien compris ce qu'il était en train de faire. » Ainsi Bernard Barataud[1], apprenant la maladie de son fils, décrit-il des années après l'instant de l'annonce, minute éternelle.

---

1. Actuel président de l'Association française contre les myopathies.

« Le médecin trop gentil… » Ce commentaire illustre le problème qui se pose dans cette circonstance d'annonce diagnostique. S'il est encore assez juste de considérer que la médecine est un art, pour cette raison il faut respecter la liberté de l'artiste. Mais lorsqu'il est question de la manière dont est transmis cet art, alors, le médecin n'est pas perçu comme un artiste. Le comportement qu'il serait souhaitable que le médecin adopte est donc à cerner. Mais la bonne attitude est-elle une et univoque ?

Les récits de malades sont rarement élogieux lorsqu'ils décrivent ce moment où ils ont appris leur maladie. Il est frappant de constater que les plaintes concernent très rarement le fond du sujet, à savoir la capacité du médecin à établir un diagnostic et la validité de celui-ci, mais la forme, c'est-à-dire la façon dont ce diagnostic leur a été livré. C'est parfois la maladresse qui est évoquée. Telle celle d'un pédiatre, totalement inconnu d'une jeune femme et qui vient demander à cette dernière, alors qu'elle vient d'accoucher et qu'elle attend qu'on lui amène le petit bébé qu'elle a furtivement aperçu : « Y a-t-il des maladies héréditaires dans votre famille ? » Dans d'autres cas, le médecin pèche par laconisme extrême : « C'est très grave », lâche un praticien au tout début de son entretien, faisant suivre cette courte phrase d'un exposé scientifique des résultats des examens radiologiques et biologiques. Résultats auxquels les parents ne comprennent rien et qui, surtout, ne leur permettent pas de voir ce que pourra être leur enfant. Mais il est des cas où les gens ont à faire face à une réelle brutalité. Parmi beaucoup d'exemples voilà ce que relate cette mère : « À la fin de l'examen, elle [la pédiatre] m'a dit que les résultats étaient mauvais. À ma question : Y a-t-il quelque chose à faire ? Réponse : Non. Et je suis repartie ce jour-là sans explication, seule avec mon bébé. »

Parfois, une apparente douceur et les propos pseudo-lénifiants peuvent être destructeurs. Ainsi, examinant un bébé qui présente une atteinte médullaire, un médecin dit aux parents : « Ces enfants ne marchent pas, mais ils développent bien leur intelligence ; votre fils sera très heureux. » Ces paroles, dites sur un ton assez enjoué, ont eu l'effet d'une douche glacée.

Par ailleurs, le commentaire donné en introduction de ce chapitre montre bien l'extrême difficulté à laquelle sont confrontés les médecins lorsqu'ils sont appelés à donner un diagnostic. Le praticien qui a appris à M. Barataud que son fils avait une myopathie cherchait visiblement à bien faire et il a échoué. Comment, effectivement, s'y prendre pour dire bien l'indicible ? Il semble que l'on soit là en présence d'une réelle antinomie et la tentation est grande de baisser les bras. Mais l'enjeu est des plus importants. C'est sur la façon d'être du messager dans le court instant qui entoure l'annonce encore plus que sur le contenu du discours que se greffera, pour le patient, le vécu ultérieur de sa maladie.

Au moment de l'annonce d'un diagnostic, l'état d'esprit des parties en présence est bien différent. Pour le malade, les parents, le mot qu'ils vont entendre est neuf. Les perspectives qu'il ouvre se font sur un immense vide noir, illimité ou aux contours imprécis. Vide épouvantablement inquiétant, mais où tout est à découvrir, à aménager. Alors que le médecin, en prononçant le nom de la maladie, sait tout ce que le mot recouvre. Les certitudes qui lui sont associées, mais aussi les angoissantes incertitudes. Pour les uns, c'est l'immensité du vide, pour l'autre, c'est l'horizon bouché d'une montagne infranchissable et pleine de précipices. Il va pourtant falloir que s'établisse un échange dans cette ambiance d'incommunicabilité.

Il est compréhensible que ce moment crucial soit spécialement difficile à réussir, et il serait présomptueux de vouloir proposer quelque simple recette miraculeuse. C'est à propos de la manière d'annoncer une maladie grave que se justifie le plus l'idée qu'il n'y a pas de stéréotypes possibles. Chercher à définir de bonnes façons d'annoncer serait une démarche erronée. Elles seraient si nombreuses qu'il faudrait établir un énorme catalogue où les attitudes seraient préconisées en fonction de toutes les variables possibles. Ceci aboutirait à un échec, car, chaque individu étant par définition unique, le médecin ne trouverait jamais adéquation de son comportement et son discours correspondant exactement au patient qu'il aurait à informer. Malgré ces réserves, il faut, et c'est un peu le but de ce travail, chercher à améliorer le déroulement de ce moment fatidique.

En préambule, il est nécessaire de rappeler qu'il n'y a pas de bonnes façons d'annoncer, car une mauvaise nouvelle ne s'annonce jamais bien. On ne peut espérer que dire le moins mal possible et faire le moins de mal possible. Aussi, ici, il ne sera question que de proposer des directions qu'il est préférable de suivre et des façons d'être qu'il est souhaitable d'adopter. Définir un état d'esprit et indiquer quelques grandes lignes de comportement qui seront autant de béquilles, d'étayage pour mener à bien cette entreprise délicate. Être dans un état de communication convenable, c'est arriver à concilier, à équilibrer deux activités psychiques particulièrement opposées dans la circonstance : l'affectivité, manifestée dans les émotions et la raison.

Les émotions ont tendance à submerger la pensée devant le pronostic vital compromis, le ou les handicaps qui se profilent à l'horizon. Mais la raison se doit de les contenir, et même de les refouler, en mettant en exergue le plus petit élément positif. Ainsi, le médecin va se trouver devant une situation des plus complexes à gérer : avoir en tête d'un côté que, par son annonce inacceptable, il va choquer, blesser et détruire des illusions. Mais d'un autre côté, que malgré cela, ou plutôt à cause de cela, il devra montrer au malade une attitude constructive. Situation toute en contrastes et même, plus, en contradiction : savoir, non pas rester impassible, mais montrer une apparente sérénité alors que l'on déclenche une tempête ; avoir à l'esprit la diversité des facteurs en présence sans pour autant s'y perdre. Dur exercice ! Moment de souffrance qu'il faudra garder soigneusement caché. La douleur morale du médecin existe, mais elle doit être tue car, en choisissant ce métier, ses études lui ont appris qu'il serait quotidiennement confronté à la souffrance des autres. N'étant pas lui-même engagé dans cette souffrance, pour lui passagère, extérieure, faire paraître la sienne serait indécent.

Après avoir annoncé qu'il n'y a pas de règles, pas de bonnes façons d'apprendre à quelqu'un sa maladie, un tel chapitre sur la manière de dire a-t-il lieu d'être ? Certes oui, car la façon dont la maladie sera supportée plus tard par le malade et/ou son entourage dépend grandement de la façon dont elle leur aura été annoncée. Cependant, à l'inverse des deux précédents sujets qui ne comportaient aucune variable : qui annonce ? Un médecin ; que dit-il ? La vérité, la manière d'annoncer obéit à un nombre important de facteurs qui feront qu'il n'y aura pas deux entretiens identiques.

Ces facteurs se rapportent aux trois parties en présence : le malade, la maladie et le médecin. En ce qui concerne la maladie, joueront : son origine, acquise ou héréditaire, son potentiel évolutif et l'arsenal thérapeutique qui peut lui être opposé. Quant aux facteurs se rapportant aux humains, médecin et malade, ils sont une myriade comme celle qui colore différemment chaque relation humaine. Parmi cette infinité de variables, il en est de particulièrement importantes : l'âge et le sexe, l'origine ethnique et la religion, le niveau culturel, le milieu social, mais aussi la structure familiale et la place du malade au milieu de celle-ci. Le médecin est dépendant des mêmes facteurs, mais alors que ceux-ci doivent être considérés attentivement lorsqu'il s'agit du patient, le médecin aura à gommer leur influence le plus possible. Tous ces éléments qui forment une partie de sa personnalité auront à être estompés. Ceci à la fois pour être le plus réceptif possible à son ou ses interlocuteurs et pour avoir une attitude la plus neutre possible.

Les dispositions d'esprit dans lesquelles se trouve le médecin au moment de l'annonce sont en effet primordiales. Ce facteur, qui idéalement devrait être si minime au point de ne théoriquement pas compter, peut être tellement important qu'il masque tous les autres, en particulier la compétence professionnelle. Pour illustrer ce fait, en témoigne l'anecdote suivante. Elle concerne le chef d'un service de médecine qui, passant un dimanche matin, ne trouve ni externes ni internes. Furieux de constater cette débandade, il part seul faire la visite dans le secteur d'hospitalisation. Là, il balance tout à trac son diagnostic à un patient. Celui-ci a servi d'exutoire à la mauvaise humeur du patron. Il n'a pas été considéré comme un sujet, mais a, dans l'affaire, été vraiment utilisé (il a servi de) comme objet par le médecin blessé qui a cherché à son tour qui blesser.

La diversité des facteurs en présence pour réussir ou non une annonce diagnostique ne doit toutefois pas faire penser que les choses sont insolubles. Il est concevable de prétendre faire passer des principes généraux qui indiquent ce qu'il est judicieux de faire et, surtout, ce qu'il vaudrait mieux s'abstenir de faire. En ayant à l'esprit ces quelques préceptes, il sera plus aisé d'éviter des dérapages incontrôlés lors d'un entretien pour annonce diagnostique.

Il est des façons de mener un entretien d'annonce diagnostique qui sont à proscrire. Deux attitudes sont néfastes. Elles sont diamétralement opposées, mais aboutissent au même résultat : la communication entre le médecin et son patient ne se fera pas et ce sera sans rattrapage possible car cet instant est unique. Dans un cas, le médecin est trop « gentil », dans l'autre, il est trop « méchant ». Avec ces attitudes, dont il faut voir ce qu'elles recouvrent, ne s'enclenche pas la relation d'échange indispensable au démarrage d'un vécu correct de la maladie. Dans le cas du médecin trop « gentil », celui-ci s'apitoie et se met à la place du malade. Non seulement il s'y met, mais il le lui dit bien souvent. Avec une phrase du genre de celle qui a été entendue dans une consultation : « Oui, c'est dur, je comprends, je me mets bien à votre place. » Si le médecin se met à la place du malade, celui-ci n'a plus d'interlocuteur ! Fi de la tristesse, de l'apitoiement et même de la compassion ! Ce rejet de toute attitude compatissante peut paraître choquant et doit être expliqué. Il est certes nécessaire que le médecin prenne part à la souffrance de ses interlocuteurs, mais seulement pour la comprendre et chercher à y apporter des remèdes, pas pour être à l'unisson. Le malade a très souvent besoin de ce sentiment, mais pas dans ce moment-là et venant du médecin qui le fait rentrer officiellement dans le monde de la maladie. Ce serait comme si un bourreau, au moment de passer à l'acte, faisait part de sa pitié au condamné. Ce jour-là, le médecin est, malgré lui, un peu bourreau et partager les plaintes du patient serait indécent et hypocrite.

Est à rapprocher de ce comportement celui des médecins qui abordent leur interlocuteur avec un air triste et solennel. Cette mine, jugée par eux comme étant de circonstance, traduit en réalité le malaise du médecin et fait souvent entrevoir au patient la gravité de son cas avant même que quoi que ce soit ne lui ait été dit. Cette impression première, souvent excessive, sera malheureusement celle qui prévaudra. Pour la même raison, à l'inverse, indifférence ou insensibilité ne sont envisageables. Afficher une attitude froide et distante adoptée, là aussi, pour ne pas laisser paraître son malaise. Ceci montre que la marge de manœuvre de l'annonceur est assez étroite.

Ceci amène à parler de l'autre attitude, tout autant à proscrire et qui est celle du médecin trop « méchant ». Brutal, exactement. Brutalité consciente, par des adeptes de la vérité pure, dite sans ménagement. Ceci n'est pas rare, de nombreux malades ou parents de malades relatent des annonces lapidaires lancées par des médecins qui plaquent les méthodes en usage dans les pays anglo-saxons en particulier aux États-Unis et qui les transposent sans aménagements à des personnes élevées en majorité dans une société de tradition latine et catholique. Mais aussi brutalité inconsciente, employée par celui qui annonce et destinée à le protéger en masquant le profond embarras qu'il ne parvient pas à dominer. La brutalité qui se dégagera de son attitude et de ses paroles n'est peut-être ni voulue ni réelle, mais elle sera ressentie comme telle par le malade qui est alors en état de vulnérabilité extrême.

En effet, dans ce moment, le malade, choqué et psychologiquement amoindri, a besoin d'un vis-à-vis solidement à sa place et dans son rôle. Celui-ci, par son comportement, lui témoignera que cette donnée nouvelle s'insère dans un monde où les choses restent stables. Il évite ainsi que les paroles dites ne déclenchent un cataclysme, ou il en limitera la portée. Le médecin sera donc chaleureux, attentif et positif. Chaleureux, il le sera en montrant à son patient qu'il a de l'intérêt pour lui en tant qu'être humain et pas seulement en tant que malade. Concrètement, il montrera les incidences de la maladie sur le plan familial et social, en particulier dans le milieu de travail. Attentif, il le sera par la qualité de son écoute. Positif, il le sera en donnant dès le premier entretien des ouvertures constructives.

Voilà les grandes lignes du comportement qu'il est souhaitable que le médecin adopte. Mais il ne peut exister une règle rigide, car le médecin doit tenir compte des dispositions d'esprit de son interlocuteur. Beaucoup de malades demandent à savoir la vérité le plus rapidement possible. Effectivement, cela stoppe l'immense angoisse de l'incertitude et place les êtres dans une position de « faire face ». Le médecin doit toutefois se méfier de ces demandes formulées de façon presque agressive. Ses interlocuteurs, patient et/ou parents de patients, disent certes souhaiter connaître la vérité, mais en même temps, à un niveau variable de leur conscience, ils la redoutent ou, même, la refusent.

L'ambivalence profonde de l'état d'esprit dans lequel ils se trouvent alors peut être illustrée par l'exemple suivant : dans un questionnement où perçait déjà une agressivité très forte vis-à-vis du médecin, une malade atteinte d'une sclérose en plaques demandait au neurologue qu'elle consultait : « Docteur, dites-moi ce que j'ai, car si c'est une sclérose en plaques, je me suicide. » Le message de cette malade, qui se doutait vraisemblablement de son diagnostic, était : « Je sais ce que j'ai, mais je ne suis pas prête à l'entendre. » Son médecin l'a compris et ne lui a pas appris sa maladie ce jour-là. Les craintes affichées, l'appréhension sont des clignotants, des signaux qui doivent être perçus par le médecin. Plus les personnes appréhendent une mauvaise nouvelle, plus elles souhaitent que leurs craintes ne prennent pas corps. Devant des appréhensions que l'on sent très fortes, il peut être tentant de surseoir à l'information. Cependant, sachant qu'elles font le lit d'un déni redoutable, le médecin doit s'imposer de dire la vérité lors d'une deuxième entrevue qui sera prévue rapprochée.

Par ailleurs, l'éventualité d'un programme thérapeutique qui fait entrer le malade dans une phase active, donc positive, de la lutte contre la maladie, ne doit pas permettre n'importe quel mode d'entrée en matière. Ce but à atteindre ne justifie pas la brutalité trop souvent mentionnée par les patients. Telles la brutalité par dépit et la brutalité « chirurgicale » dont il a été montré précédemment un exemple pour chacune. Tous les chirurgiens, loin de là, n'annoncent pas leur diagnostic de cette façon incisive, tranchant dans le vif, maniant le bistouri verbal, mais il est encore trop de médecins, toutes spécialités confondues, qui recourent à cette façon d'apprendre la « mauvaise nouvelle » pour que cette technique ne soit pas considérée comme anecdotique.

Ce qui décide le médecin de l'attitude à adopter, c'est tout d'abord le type de l'affection qu'il a à annoncer. Dans le petit moment qu'il s'octroie avant de rencontrer son ou ses interlocuteurs pour réfléchir à ce qu'il va dire, son discours se construit en fonction de la maladie. Car le type de celle-ci oriente de façon décisive ce que le médecin va transmettre et aussi la façon de transmettre. En illustration de ceci, l'attitude totalement différente que commanderont deux atteintes neurologiques. Dans la première, il s'agit d'un enfant porteur à la naissance d'une lésion cérébrale. L'annonce diagnostique ne saurait être faite en une fois et d'un mot. Le discours, sans être vague, devra être des plus prudents et insistera, parce que le cerveau à cet âge a une grande plasticité, sur les possibilités de récupération. Dans l'autre cas, il s'agit d'un blessé médullaire avec section franche de la moelle. Là, les certitudes sur le manque de récupération sont nettes, l'annonce doit être faite sans ambiguïté mais en mettant immédiatement l'accent sur les possibilités de réorganisation de la vie et en les faisant démarrer le plus vite possible. De la même manière, devant un cancer, un diabète, l'annonce la plus rapide et la plus nette est généralement souhaitable. Généralement, car la manière d'annoncer sera fortement nuancée en tenant compte du psychisme des personnes que l'on a en face de soi.

Même si, en commençant l'entretien, le médecin est à peu près au clair avec ce qu'il veut dire et aussi avec ce qu'il ne veut pas dire, il ne peut se cacher que l'annonce d'une maladie grave est indéniablement un acte violent. Celui qui se le dissimulerait commettrait une erreur. Refusant de prendre la vraie dimension de ce qu'il va faire, par une attitude trop banalisante, il risque de ruiner tout contact.

Ne peut-il pas paraître vain et même présomptueux d'essayer de définir quelle doit être la bonne manière ? L'écoute des patients ou des parents d'un enfant malade montre que rares sont ceux qui ont été satisfaits de la façon dont ils ont connu leur diagnostic. Il ne faut pas nécessairement y voir la marque d'une annonce bâclée et assassine. Si, d'une manière générale, les gens ne se disent pas satisfaits, c'est avant tout parce que l'annonce d'une maladie grave est un acte contre nature, qui apporte du contresens, voire du non-sens, à leur vie. Et lorsqu'un événement cruel arrive, bien sûr pas voulu et même pas prévu, s'il se trouve une personnalité extérieure sur laquelle la responsabilité de cela pourra peser, cela apporte un certain soulagement. Dans cette situation d'annonce, quelqu'un doit avoir le mauvais rôle. Le médecin annonceur est tout désigné pour être celui-ci. Il doit le savoir et l'accepter. Mais ce rôle de bouc émissaire sera d'autant moins marqué et moins durable que le médecin aura conscience qu'il risque, dans le moment présent, d'être ressenti comme le messager funeste et qu'il adaptera son attitude en connaissance de cette éventualité.

Il est donc clair que le médecin joue un rôle difficile. Peut-être le plus délicat de sa carrière. Il faut redire que ses études, en France tout au moins, ne l'ont pas préparé à cet aspect de la profession médicale. Les critères de sélection des étudiants en médecine, reposant sur des matières scientifiques, ne favorisent pas particulièrement le recrutement de jeunes ayant des qualités humaines. Au moment de dire la vérité au malade, ce n'est pas de connaissances mathématiques, physiques ou statistiques dont le médecin a alors besoin, mais d'aptitude à percevoir l'autre, de qualité d'écoute et de capacité aux échanges. Dans notre système de formation des étudiants en médecine, ces qualités ne peuvent guère venir que de lui-même, à travers les possibilités que lui donnent sa personnalité et son éducation familiale. Certes, il est des facultés qui dispensent des enseignements de psychologie médicale, mais ceux-ci sont tardifs, et ne rentrent pas en compte dans le choix des étudiants. Ils sont de surcroît toujours succincts et souvent optionnels.

Dans la manière d'annoncer, la façon de présenter les paroles dites est au premier plan. Il s'agit bien de paroles dites, car il est inconcevable qu'un diagnostic de maladie grave puisse être communiqué autrement que verbalement dans une relation d'échange avec son ou ses interlocuteurs. Ce qui exclut totalement une annonce transmise par courrier ou par téléphone. Il n'est pas inutile de le rappeler si l'on en juge par ce que relatent les personnes interrogées dans les associations de malades.

Si les paroles constituent le moyen central de la démarche, le cadre dans lequel celles-ci sont dites n'est pas secondaire. Donc l'entretien, puisqu'il s'agira toujours d'un entretien, aura lieu dans un local calme, loin du bruit d'un secrétariat ou d'un poste de soins. Si l'endroit est doté du téléphone, le poste sera débranché, tout comme seront arrêtés le bip ou le téléphone cellulaire. L'endroit choisi sera autant que possible clair et rendu le plus accueillant possible. Il n'y aura pas de diagnostic donné dans un coin de poste infirmier, où il est impossible d'être tranquille et assis. Si l'annonce doit être communiquée à plusieurs personnes en même temps, il faut veiller à ce qu'il y ait des sièges en nombre suffisant. En outre, on s'assurera qu'ils soient le plus confortables possible, excluant ainsi tabourets et chaises pliantes.

Même s'il s'agit d'un malade hospitalisé, il n'est pas question que sa maladie lui soit apprise à son chevet, même s'il est dans une chambre seule. Il est important que le cadre dans lequel il va entendre la mauvaise nouvelle ne soit pas son cadre de vie du moment, même s'il s'agit d'un cadre temporaire. Les heures passées dans un lit d'hôpital passent déjà difficilement, ce n'est pas la peine de les assombrir encore par l'association avec la funeste nouvelle. Si le malade partage sa chambre avec d'autres personnes, non seulement rien ne lui sera dit au pied de son lit, mais il faudra être très discret dans la convocation à cet entretien pour qu'à son retour, il ne soit pas assailli de questions. Faut-il aussi rappeler qu'un diagnostic ne doit pas être donné – jeté plutôt – entre deux portes, dans un couloir ? Cela semble utile car, si l'on en croit les récits des malades, il semble qu'un tel mode d'annonce ne soit pas une rareté.

Et se voient encore malheureusement ces diagnostics annoncés dans une salle de cours, voire un petit amphithéâtre, lors de la consultation d'un professeur des universités, consultation se déroulant devant un aréopage d'assistants et d'étudiants, où le malade est un cas qui permet au professeur de briller et où celui-ci s'adresse plus à ses assistants qu'au malade. Au point que celui-ci soit oublié, perdu dans l'envol emphatique des considérations savantes. Quelle détresse peut étreindre alors celui qui comprend qu'il n'est, pour tous ceux qui lui font face, pas un être humain mais « un cas », simple support d'une maladie très intéressante. Ainsi le relatent des parents d'un enfant handicapé moteur : « Le professeur nous a reçus au milieu de tout un tas de gens, infirmiers, étudiants... en s'adressant plus à ses étudiants qu'à nous-mêmes [2]. »

Enfin, cette consultation d'annonce diagnostique ne devra pas être expédiée en cinq minutes, comme s'en plaignent de nombreux malades. Il faut prévoir un

---

2. « Annonce du handicap ; comment les parents l'ont vécue », Association des Paralysés de France, 1990, p. 6.

temps long, trois quarts d'heure à une heure. Mieux vaut avoir envisagé une large plage horaire qui ne sera pas forcément utilisée plutôt que se sentir talonné par le manque de temps et avoir son attention détournée par un télescopage de préoccupations. Ce temps sera partagé en trois. Le premier temps, de durée variable selon que l'on connaît ou non déjà les gens, servira à cerner leur état d'esprit, leur disposition du moment, qui ils sont si cette entrevue est une première rencontre. Si tel est le cas, on s'appliquera à apprécier ce qu'ils pourront comprendre et comment ils pourront le comprendre. Cette évaluation se fera alors que l'on mènera l'interrogatoire d'anamnèse et l'examen du patient. Il est important alors de prendre son temps pour mettre les gens à l'aise autant qu'il est possible, sachant que, pour beaucoup, consulter un médecin est toujours stressant. Nombreux sont ceux qui vont « au docteur » dans le même état d'esprit que celui que l'on prête à un veau qui va à l'abattoir. Pour une consultation de ce type, l'appréhension et l'inquiétude sont maxima. En ce qui concerne les malades hospitalisés, qui savent que le but de leur hospitalisation est d'identifier la cause de leur mal, il n'est pas souhaitable de prolonger ce premier temps. Il doit exister, mais il sera réduit à quelques phrases chaleureuses, mais brèves.

Puis le temps du couperet est venu, le diagnostic est donné. La clarté et la brièveté sont souhaitables. Le médecin peut se souvenir qu'une coupure nette est souvent indolore alors qu'une lacération des chairs est un supplice. L'annonce est une profonde entaille dans le cerveau et le cœur des gens.

Vient tout de suite le troisième temps où sera alors nécessaire une attitude de totale empathie. Non de sympathie, car il ne serait pas convenable de souffrir avec ses interlocuteurs, comme cela a déjà été dit, mais d'empathie, c'est-à-dire dans une compréhension de la souffrance. Ceci sera assorti immédiatement d'un élément positif tel que la mise en route d'un traitement ou la prise en charge dans un milieu spécialisé.

QUAND ?

Où commence la minute éternelle

Se poser la question du temps de l'annonce peut paraître superflu. Il n'en est rien : le moment où la maladie va être apprise jouera un rôle des plus importants dans la façon dont elle sera perçue et vécue. Dans le domaine de la maladie, il y a deux échelles de temps : l'une en rapport avec la vie des individus et l'autre en relation avec l'évolution naturelle de la maladie.

Le déroulement de la vie peut être découpé en quatre périodes principales. Trois d'entre elles, la jeunesse, l'âge adulte et la vieillesse, se déroulent de la naissance à la mort. Avant celles-ci, il est une période inaugurale qui est celle qui couvre toute la vie anténatale. Lorsqu'il est question de maladie, elle est tout à fait particulière par les questions intensément dramatiques qu'elle soulève. En matière de santé et spécialement d'annonce d'une affection grave, chacune des périodes de la vie postnatale est sans limite d'âge précise, bien qu'administrativement l'enfance se termine à quinze ans et la vieillesse commence à soixante.

La jeunesse est une période particulièrement complexe. Alors que son point de départ est semblable pour tous les êtres humains, sa limite avec l'âge adulte est des plus floues. Pour certains aspects de la vie tels que la responsabilité déléguée et la sexualité, la jeunesse est finie très tôt alors que, pour d'autres, tels que l'entrée dans la vie active et l'indépendance financière, elle se prolonge parfois jusqu'à la trentaine. Par ailleurs, cette période de la vie comporte elle-même trois phases très contrastées : la petite enfance, qui couvre une période allant de la naissance jusqu'au moment, autour de six ans, où l'enfant peut avoir avec le médecin un échange verbal à propos de sa maladie. Lui fait suite l'enfance proprement dite, période la moins tumultueuse de la jeunesse, qui comprend les années allant jusqu'au tout début de la puberté. Ensuite, le médecin aura affaire à un adolescent qui ne communique pas toujours aisé-ment et qui cherche à se démarquer de la tutelle paren-tale.

À l'autre extrémité de la vie, impossible de dire quand apparaît vraiment la vieillesse. Peut-être quand commence le renoncement. Quand l'horizon se borne et que l'on se sent mortel. Ainsi, il y a des jeunes déjà vieux et des vieux encore jeunes. De ceci, il ressort que, selon les âges de la vie auxquels la maladie survient, son annonce comportera des particularités importantes.

La période anténatale mérite une place particulière. À cette phase de la vie, le diagnostic sera donné et appris dans une ambiance spécialement pathétique. Deux faits sont à la clef de ce drame.

Le premier tient au statut du fœtus. Ici, c'est un inconnu, absent et pourtant très présent qui tient la place centrale et qui, cependant, ne participera en rien aux décisions qui le concernent. Une réalité pénible va affronter un rêve idyllique. C'est dans ce temps de la vie que le drame est peut-être le plus intense. Drame paradoxal, car il concerne un inconnu jamais vu, jamais touché, dont l'existence est assez irréelle ; mais paradoxe en apparence seulement, parce que ses parents, ne sachant rien de lui, lui prêtent un devenir sans limites et sans nuages. N'existant que dans l'imagination de ses parents, ceux-ci plaquent sur lui tous leurs rêves.

La soudaineté de la nouvelle est le deuxième élément qui rend l'annonce particulièrement difficile. Il est exceptionnel que la future mère ait des doutes avant de consulter. Les signes qui pourraient l'alerter, tels des saignements, ne sont en règle générale pas liés à une anomalie fœtale. La découverte d'une pathologie fœtale est donc pratiquement toujours le fait d'un médecin. Elle se fera même dans une ambiance très médicalisée, puisque l'examen clinique sera impérativement complété par des recherches nécessitant une instrumentation pour déceler la maladie ou la malformation.

Dans un certain nombre de cas, la maladie est

démasquée sur une analyse génétique faite après une amniocentèse ou une choriocentèse[1]. Ces examens sont demandés lorsqu'il y a suspicion d'une anomalie, que soit crainte la reproduction d'une maladie déjà présente dans la famille ou que l'état de santé de la mère fasse rechercher une atteinte fœtale. Dans ces circonstances la découverte d'une anomalie est certes terrible mais moins brutale que celle qui est faite lors d'une échographie, examen demandé systématiquement et, en règle, sans *a priori*.

C'est effectivement très souvent au cours d'une échographie de routine que la maladie va surgir dans toute son évidence et dans toute son horreur. Cet examen va faire basculer une grossesse simple et heureuse en grossesse pathologique et anxieuse. Les demandes d'examens biologiques et radiologiques, de consultations spécialisées, comme celle d'un généticien, faisant rapidement croître l'inquiétude, les parents se retrouvent submergés d'angoisse.

Lors d'une échographie la malformation apparaît, évidente, la plupart du temps. En pratiquant son examen, l'échographiste est souvent choqué par ce qui se dévoile à ses yeux. Il est pourtant indispensable qu'il termine son examen comme si de rien n'était. Pas question d'annoncer quoi que ce soit à la femme quand elle est étalée, pauvre méduse échouée, sur la table

---

1. Prélèvement, par ponction, du liquide amniotique (amniocentèse) ou des villosités choriales extérieures du placenta (choriocentèse) pour en extraire des cellules dont on analyse l'ADN des noyaux.

d'examen. Il faut attendre qu'elle soit rhabillée et qu'elle soit retournée s'asseoir dans le bureau. L'échographiste aura mis à profit ces quelques minutes pour chercher les phrases les plus appropriées à cette femme ou à ce couple pour annoncer la nouvelle. Les images échographiques ne doivent pas être visibles des femmes enceintes, évitant ainsi que ne surviennent des situations, naguère fréquentes, où la femme scrutait anxieusement l'écran et le visage du médecin. Sur l'observation de ces deux indices elle pouvait supputer les plus noires perspectives avant même que son examinateur n'ait ouvert la bouche.

Comment et à quel moment donner le diagnostic ? Faut-il faire part de ses doutes avant d'avoir une certitude ? Il est impératif de taire ses doutes, mais de faire part très vite de ses certitudes. Dans cette circonstance diagnostique plus que dans toute autre, la rapidité ne doit pas vouloir dire brutalité. Ainsi, l'annonce de la maladie ne sera pas faite en commentaire des images échographiques ou des résultats d'analyses.

Le médecin doit avoir à l'esprit qu'une fois l'annonce faite, l'enfant rêvé n'est plus un enfant de rêve. L'annonce donne une consistance, une matérialité au futur enfant. La pensée ne flotte plus dans des visions angéliques. Elle est bornée par des questions très précises, trop précises, qui assaillent les malheureux parents. Avec ce qui vient d'être trouvé, l'enfant pourra-t-il vivre ? S'il peut vivre, sa vie sera-t-elle normale ?

La grossesse sort d'une aérienne béatitude pour être enfermée dans les contraintes imposées par sa médicalisation. Dans certains cas, pas moins de quatre médecins différents peuvent se pencher sur les problèmes que pose le fœtus : outre l'obstétricien, un généticien, un pédiatre et un chirurgien pédiatre. Il se joue un grand drame dont les parents n'ont pas à connaître les coulisses. Les concertations médicales doivent être ignorées des parents. Les connaître, alors qu'ils ne peuvent y participer, accroîtrait inutilement leur angoisse. Pour la même raison, rien ne sera dit aux futurs parents avant qu'une synthèse des différents avis médicaux ait été faite. Un seul médecin sera chargé de l'annonce, celle-ci – la même – pouvant être reprise ultérieurement par des confrères. Les parents ne doivent être ni témoins ni arbitres des dissensions possibles entre les spécialistes consultés. Des mots inadéquats pourraient être prononcés par l'un d'eux, mots qui risquent d'être définitivement ancrés dans l'esprit des parents.

C'est dans la période anténatale que l'annonce diagnostique peut se solder par la décision – sanction unique – d'interrompre la vie. Elle est laissée en dernier ressort aux parents qui peuvent être amenés à la prendre très rapidement. Elle sera toujours difficile, souvent déchirante, ce d'autant que les médecins n'ont pas toujours une vision identique du problème. Cela dépend certes de leur spécialité, mais plus encore de leur personnalité et, surtout, de leur morale personnelle. Par exemple, on pourrait dire que les obstétriciens, bien qu'il leur en coûte de ne pas mettre au monde un enfant sans défaut, seraient dans l'ensemble plutôt partisans de la poursuite de la grossesse. Alors que certains pédiatres, qui suivent les enfants atteints de l'anomalie décelée et qui sont confrontés aux difficultés existentielles qu'elle entraîne, feraient plutôt pencher la balance vers une interruption médicale de grossesse.

Mais les positions inverses peuvent se voir tout autant, montrant bien que ces choix sont fortement marqués par la subjectivité et que, plus que les données scientifiques, c'est la morale personnelle du médecin qui guide son discours. Cette dernière et la position que lui confère son savoir le poussent à être directif. Il a forcément une opinion devant le cas qu'il a devant lui. L'impartialité totale dans ce domaine n'existe pas ; le croire relève de la naïveté ; le proclamer est une malhonnêteté. Plutôt que de chercher à montrer une impartialité qui sera artificielle parce que fausse, il est préférable de donner avec franchise son point de vue en expliquant les arguments sur lesquels il s'appuie mais en insistant bien sur la relative subjectivité de sa position.

Pour le médecin, savoir ce qu'il a à dire exactement n'est pas toujours évident. Pour un certain nombre d'anomalies fœtales, leur constatation, même quand elle est sans ambiguïté, s'assortit de beaucoup d'incertitudes à propos de leur évolution. Là encore plus qu'ailleurs, on ne peut parler qu'en termes de risques, eux-mêmes présentés comme des probabilités statistiques sans aucune valeur à l'échelle d'un individu. Ces nombreuses incertitudes renforcent le manque de neutralité de l'information donnée par le médecin.

Parfois la conviction qu'a le médecin du caractère

relativement bénin de l'anomalie lui fera décider une rétention d'information. Cette attitude doit être vigoureusement condamnée. Ceci quel que soit le type de l'anomalie décelée et quelle que soit la personnalité des interlocuteurs. En effet, lors d'un diagnostic anténatal plus que dans toute autre circonstance, s'il est primordial que la présentation des faits soit modulée avec tact et finesse, la manière de dire n'empêchera pas que les choses soient dites. La fragilité psychologique de la mère, argument souvent avancé pour lui taire une anomalie de son futur bébé, ne saurait être un bon argument.

Certes, le choc d'une révélation en cours de grossesse peut être spécialement dramatique, mais il vaut mieux qu'il se situe avant la naissance de l'enfant qu'après celle-ci. Alors, la mère n'a plus d'autre possibilité que de vivre avec un enfant dont la maladie et les soins qu'elle suscite risquent d'aggraver durablement ses difficultés psychologiques. S'il s'agit d'une malformation accessible à un traitement partiellement réparateur, la durée restante de la grossesse permettra de prendre son temps pour expliquer aux parents la situation. Ils auront ainsi la possibilité de reconstituer une image positive de leur enfant avant sa naissance. Enfin, de la même manière qu'il n'y aura pas de rétention d'information, les doutes ne seront pas passés sous silence. Ainsi, devant une anomalie décelée de façon certaine il pourra être nécessaire de préciser que d'autres malformations, indécelables dans l'état actuel, pourraient être associées.

Après la naissance, l'annonce se fera en pensant qu'elle s'adresse à un individu, même à travers le truchement des parents. Dans la période néonatale, une anomalie décelée doit être annoncée rapidement mais sans précipitation. La dire dans le vent de panique créé par la découverte est trop brutal. Elle sera spécialement mal acceptée et mal vécue, car c'est ainsi mettre en exergue ce qui ne va pas avant toute la potentialité positive que représente un nouveau-né. Au moment de la divulgation de sa maladie, il est primordial que celui-ci soit englobé dans l'annonce. Ceci montre aux parents qu'il est reconnu comme un nouvel être vivant et qu'il est accueilli comme tel. En s'adressant à lui comme à ses parents, le médecin indique qu'il le considère comme une personne avec un devenir et des potentialités. Dans les maternités où pédiatres et obstétriciens pratiquent ainsi pour leurs annonces, les abandons d'enfants présentant des déficiences sont beaucoup plus rares.

Même si le bébé est en réanimation, il est essentiel d'aller le voir avec ses parents, ne serait-ce que quelques minutes. Les questions d'asepsie sont bien secondaires par rapport à l'enjeu que représente l'adoption ou non de l'enfant par ses parents. Si l'enfant a été mis en couveuse, on le fera venir à l'intérieur de celle-ci, à condition que cela soit techniquement possible. Mais l'annonce peut être faite aussi là où il se trouve pourvu que le local s'y prête et que la vue des différents appareils de réanimation ne perturbe pas trop les parents. Il vaut mieux en ce cas faire l'annonce dans un local tranquille et les emmener voir leur enfant après. À ce moment-là, l'attitude du médecin sera telle qu'elle fera sentir aux parents qu'il se sent devant un petit bébé et non devant un grand malade.

En effet, autant que cela est possible, il faut favoriser l'installation des liens d'attachement de la mère pour son enfant avant d'annoncer la déficience. Conduite difficile si l'anomalie comporte des signes visibles dès l'accouchement. Ainsi, si l'enfant est atteint de trisomie 21 et que la mère s'étonne des yeux bridés de son bébé, de « son air chinois » comme le disent de nombreuses femmes, ajoutant souvent : « Est-ce qu'il n'est pas mongolien ? », on pourra surseoir de vingt-quatre ou quarante-huit heures pour avancer la suspicion de trisomie 21. Suspicion seule, même si cliniquement le diagnostic est tout à fait certain pour l'équipe soignante, il ne sera affirmé et dit qu'au reçu du caryotype demandé en urgence. Sans nier qu'il existe un problème, ce d'autant que l'enfant, souvent, nécessite une réanimation néonatale, il est indispensable de se montrer calme et constructif face à l'anxiété des parents. En attendant les résultats des examens complémentaires, les nouvelles qui leur seront données seront positives : il a bu tant aujourd'hui, il a grossi, il a bien dormi, sans négliger tout ce qu'il a de mignon et d'attendrissant.

Mais il est des situations de malformations immédiatement visibles, comme une fente labio-palatine appelée communément bec-de-lièvre ou une omphalocèle[2], où il est difficile de surseoir à l'information. Le bec-de-lièvre, pour spectaculaire que soit cette anomalie, n'est pas à ranger parmi les maladies graves, car ses conséquences éventuelles ne sont généralement que d'ordre esthétique. Cependant, plongeant beaucoup de parents dans une profonde consternation, elle est à l'origine de plus d'abandons que des malformations engageant le pronostic vital mais invisibles, telles que les atrésies (rétrécissement ou occlusion) de l'œsophage ou les hernies des coupoles diaphragmatiques dans la cage thoracique. Exemple parmi d'autres qui montre que, dans notre société, le paraître a plus d'importance que l'être.

Après la naissance et au cours de la toute petite enfance, il est fréquent que la maladie soit découverte par les parents. Les choses vont s'étirer dans le temps et progresser par étapes. À la première, qui est celle d'une observation parentale attentive nimbée d'une inquiétude fluctuante, suivra une autre où celle-ci s'intensifie, aboutissant à la médicalisation des symptômes : c'est le temps des premières consultations. Comme chez les adultes, il n'est pas bon que cette phase se prolonge. C'est alors que les défenses s'installent et s'amplifient. Elles peuvent aboutir à ce que les parents refusent d'entendre la vérité. Autant que savoir quoi annoncer, le problème sera de juger quand il ne sera pas trop tard d'annoncer. Dans cette perspective, il est souhaitable

---

2. Hernie ombilicale congénitale par défaut de réintégration des anses intestinales.

d'apprendre aux parents ce dont souffre leur enfant dès que le diagnostic est cliniquement certain, sans se retrancher, pour reculer l'affrontement, derrière l'attente de résultats d'examens complémentaires.

Dans une annonce faite à un tout petit, et à plus forte raison devant un enfant de trois à six ans, il est fondamental de ne pas s'en tenir à sa simple présence, mais de lui parler en termes simples, mais chaleureux, clairs et véridiques. Il est probable qu'il n'y aura pas de réel dialogue, que même les plus grands n'émettront aucun son. Les paroles n'auront certainement pas toutes été comprises, mais ils auront enregistré la sollicitude du médecin. L'attitude positive, dédramatisante au maximum, aidera à enclencher un processus de démarrage dans une vie où la déficience fera partie d'eux-mêmes, ce qui aidera les parents à accepter celle-ci.

La troisième période de la jeunesse qui pose des problèmes particuliers est l'adolescence. Lorsque la maladie touche un adolescent, là comme dans d'autres domaines, il revendique son statut d'individu auto-nome. Il est fondamental d'avoir un échange seul à seul avec lui, sauf, ce qui devient rare, s'il réclame la présence de ses parents. Non seulement il sera vu seul, mais ceci aura lieu avant que les parents ne soient invités à rentrer dans la pièce où a lieu l'entretien. Les enfants ont géné-ralement un solide bon sens et beaucoup d'optimisme et, sur le moment tout au moins, ils font mieux face aux situations inquiétantes que leurs parents. La situation inverse, les parents apprenant le diagnostic avant l'enfant et seuls, n'est pas bonne, comme l'est encore moins le fait de faire sortir l'enfant ou l'adolescent après son examen clinique pour donner le diagnostic aux seuls parents.

Ceci est une pratique qui a encore trop souvent cours, comme l'explique un jeune malade atteint d'une maladie invalidante mais non mortelle : « Le médecin m'a examiné, puis il m'a dit d'aller un petit moment dans le couloir parce qu'il désirait parler à mes parents. Je me suis demandé ce qu'il voulait me cacher et, quand l'infirmière m'a fait rentrer, j'ai vu que ma mère avait pleuré et j'ai pensé que j'étais fichu. » Sans aller jusqu'à une telle attitude d'incompréhension de l'interlocuteur, certains spécialistes, consultants à la fois d'adultes et d'enfants, sont décontenancés par les jeunes qu'ils décident de tenir à l'écart de la discussion. Un médecin évoquant les consultations où il a affaire à des jeunes dit que c'est « le problème des gens qui ne sont pas *a priori* capables de faire face… Quand c'est des enfants, des adolescents, en général il n'y a de leur part aucune question ; ils assistent, ils regardent. Ils sentent que c'est quelque chose de très important qui est en train de se passer, mais ça les sidère et ils ne diront absolument rien ! Donc le discours se fait par l'intermédiaire des parents ». Cette réflexion exprime l'opinion un peu simpliste que celui qui ne dit rien ne pense rien. Le jeune est traité ici en objet, il n'est que la chose de ses parents. Chez les adolescents apprendre qu'ils sont atteints d'une maladie grave risque de déclencher ou de renforcer une agressivité vis-à-vis d'un ou des parents. Celle-ci sera même pratiquement inévitable s'il s'agit d'une maladie génétique.

Dans toutes les phases de la jeunesse, l'annonce est bien particulière puisqu'elle implique automatiquement trois partenaires : outre le malade, ses parents et le médecin. Par ailleurs, ce n'est pas le principal intéressé, même lorsqu'il s'agit d'un adolescent, qui prendra les décisions orientant son avenir. Au-delà de ces importantes particularités liées à l'âge du malade qui colorent très diversement les annonces diagnostiques, il convient de souligner qu'il n'y a pas de bon âge pour apprendre une maladie grave. Ainsi chez les adultes, ce sont, plus que l'âge, la personnalité de l'individu et son environnement qui primeront dans leur degré de soumission à la maladie. En témoigne cette réflexion d'une femme de quarante ans, malade depuis l'âge de vingt-cinq ans et qui dit ne toujours pas pouvoir accepter son affection : « Apprendre que l'on a une maladie à vingt ans est bien plus horrible que de naître avec. Parce que nous, on a connu la vie normale et pas eux *(les enfants)*. »

L'autre échelle de temps dans l'annonce diagnostique d'une maladie grave est celle du moment où les choses sont dites par rapport au déroulement de la maladie. Cette échelle a deux composantes. La première est fonction de la manière dont le diagnostic est posé, selon qu'il l'est avec certitude, ou qu'au contraire, persistent des zones d'ombre. La deuxième variable dépend de ce que l'interlocuteur perçoit de son état. Enfin, avant de dire les choses, de dire la vérité, il est primordial de discerner si l'on est en face de quelqu'un qui se doute de quelque chose ou qui, au contraire, ne se doute de rien. Ces deux gammes de variables introduisent donc schématiquement plusieurs cas de figure.

Dans le premier cas, le diagnostic est certain chez un malade qui pressent qu'il a quelque chose de grave. Lorsque la nature de la maladie et, éventuellement, son origine apparaissent évidentes, la question qui se pose alors est de savoir si l'on doit dire la vérité immédiatement. Cette première éventualité est à décomposer en deux selon qu'il existe ou non quelques traitements palliatifs [3]. Tout d'abord, des espoirs thérapeutiques existent avec une certaine probabilité de freiner le cours de la maladie, et même un espoir de guérison dans une certaine proportion, comme c'est le cas pour quelques types de cancers. Dans de telles éventualités, il n'y a aucune raison de surseoir : l'annonce sera immédiate et la plus précise possible. Il est souhaitable d'agir ainsi en présence, par exemple, d'un SIDA [4] avéré, de la plupart des cancers ou d'une sclérose en plaques vue lors des premières poussées. L'anxiété du patient, se focalisant sur un ennemi précis, diminuera, ce d'autant qu'il placera ses espoirs dans le traitement proposé.

---

3. Est palliatif un traitement qui agit sur les symptômes d'une maladie sans agir sur sa cause. Par conséquent tous les traitements qui ne sont pas curatifs sont palliatifs. Cet adjectif ne doit pas être assimilé aux seuls soins palliatifs des mourants.

4. SIDA : syndrome d'immunodéficience acquise, maladie due au virus VIH.

Autre éventualité de ce premier cas de figure, le diagnostic est certain et le malade se doute d'être atteint de quelque chose de sérieux. Mais ici, il n'y a pas vraiment de traitement à essayer, ou tout au moins, le médecin sait qu'il n'y a pas grand espoir dans les traitements qui vont être essayés. Devant une telle conjoncture, la très grande rapidité d'annonce n'est pas de mise. Par exemple, il n'est pas souhaitable de faire l'annonce dès la première entrevue. Il est bon que le médecin ait au préalable une idée de la psychologie de ses interlocuteurs. Ainsi, il verra le malade, ou ses parents s'il s'agit d'un enfant malade, de façon rapprochée pour saisir le moment où il le (les) perçoit apte à apprendre la réalité des choses. Cette réalité, dite avec les mots justes mais en se limitant formellement au seul diagnostic, soulagera le malade car, alors, il saura « contre qui se battre » comme le disent de nombreux patients.

La deuxième possibilité est représentée par un diagnostic certain chez un malade qui ne se doute de rien. Un exemple très typique est celui d'une lésion cancéreuse découverte au cours d'une intervention chirurgicale dont l'indication a été posée pour un autre diagnostic. Dans un domaine pathologique très différent, une autre situation, à peine moins fréquente, est celle qui survient après un accident ayant provoqué un traumatisme crânien. Lorsqu'elle récupère ses fonctions cérébrales, qu'elle « se réveille », la personne se rend brutalement compte, d'abord confusément puis de plus en plus nettement, qu'elle ne peut plus bouger ses jambes, plus exactement, que ses jambes ne répondent plus, qu'elle « ne sent plus ses jambes ». Elle a conscience qu'il se passe quelque chose d'anormal, mais ne réalise pas qu'elle ne marchera plus. À l'inverse des cas précédents, l'état de maladie grave est apparu brutalement sans aucune phase prodromique. La vérité, évidemment, ne peut être assenée brutalement et rapidement. Une phase de préparation est nécessaire au cours de laquelle le sujet ne sera qu'effleuré, les questions seront attendues. Si elles ne viennent pas – elles sont là, mais n'arrivent pas à être formulées – il sera nécessaire de chercher à les provoquer. Dans un cas de paraplégie[5] traumatique, le diagnostic sera dit – et redit – au fur et à mesure que le sujet découvrira ses incapacités.

Les deux dernières catégories sont celles où le diagnostic est incertain. Dans un premier cas, tout le monde, médecin, patient et famille, est dans le doute. Mais celui-ci n'est pas de même nature pour les deux partenaires du drame. Le doute du médecin est généralement dû à une limite de ses connaissances. Il est primordial que ce dernier ait bien en tête combien il peut être douloureux pour un individu de souffrir sans comprendre la raison de ses maux. Aussi, lorsqu'il se sent dans une impasse diagnostique, savoir passer la main, adresser à un confrère n'est pas préjudiciable à son honneur, au contraire. Les témoignages de malades victimes d'errance diagnostique sont

---

5. Paralysie des deux membres inférieurs.

nombreux, comme le sont ceux qui témoignent de leur immense soulagement lorsque enfin ils savent. Ainsi parle un patient atteint d'un syndrome de l'X fragile : « L'annonce du diagnostic a été un choc merveilleux pour moi car j'apprenais que j'étais handicapé mental. J'ai compris vingt ans d'errements médicaux, vingt ans de "nullitude"... Depuis trois ans que je sais, je peux enfin vivre ! »

Si l'incertitude est réelle, qu'il ne peut être mis de nom exact sur le syndrome auquel on se trouve confronté, situation qui concerne assez souvent des petits enfants, dans les mois ou les années qui suivent la naissance, on expliquera clairement aux parents que l'on ne peut donner de diagnostic précis. Mais il est aussi possible de leur affirmer en même temps que cela ne change généralement pas la qualité et l'efficacité de la prise en charge de leur enfant.

La dernière éventualité est celle où le diagnostic est incertain pour le médecin et où le malade ne se doute de rien. Cette situation se présente par exemple lors de la découverte, en cours d'intervention chirurgicale, d'une métastase sans que l'on retrouve la localisation et le type de la tumeur primitive. Cette éventualité est peut-être la plus difficile à gérer. Comment, en effet, trouver les paroles justes quand on a des incertitudes sur la teneur des informations à donner ? Le plus important dans ce cas est d'expliquer au malade que l'on est dans une démarche de recherche et qu'il n'y a pas de diagnostic précis à donner. Mais que la raison des investigations lui sera expliquée et que leurs résultats lui seront communiqués. Le patient doit être considéré comme un collaborateur de ce travail de recherche, c'est de cette façon que pourra être obtenue sa confiante coopération ainsi que celle de sa famille.

DEUXIÈME PARTIE

L'annonce entendue, vécue

L'ANNONCE PERÇUE

Voilà, la chose est dite. Du camp des médecins, de ceux qui savent, elle a envahi celui des innocents. Quels remous profonds ne va-t-elle pas y engendrer ! Ils seront, en tout cas, dans un même registre, car il n'est pas un patient, pas un parent qui dise accepter sa maladie ou celle de son enfant. Celle-ci est, au mieux, supportée et, au pire, subie. Le refus d'intégrer la maladie est, la plupart du temps, sans rapport avec l'intensité des déficits et la gêne qu'ils procurent au patient. Cette impossibilité à reconstruire sa vie en y incluant la maladie trouve sa source dans la façon dont le diagnostic donné va être reçu. C'est en effet de la perception immédiate, des quelques secondes pendant lesquelles le nom de la maladie est communiqué, que l'orientation du vécu ultérieur de la maladie va se jouer.

La plupart des récits, qu'ils émanent des patients ou de leurs familles, montrent que le souvenir de l'annonce reste très intense, même après de longues années. Les vives traces qu'elles laissent dans leur tête semblent persister de façon indélébile. C'est ce qu'en atteste, entre autres choses, la capacité des individus à donner avec précision, même après qu'un long temps s'est écoulé, des petits détails insignifiants à propos de cette consultation. Ainsi, un malade dit qu'il garde toujours en mémoire les dessins du tapis qu'il avait sous les pieds à ce moment-là. Et cette image reste si forte que lorsqu'il regarde un tapis de même style, il se revoit instantanément dans le cabinet de consultation où sa maladie lui a été annoncée. La remémoration est d'ailleurs toujours un temps d'intense émotion pour les personnes qui ont eu à le faire. Sans même qu'elles le précisent, cela se perçoit à la forme de leur discours qui se fait confuse, le déroulement du récit devenant hésitant, émaillé de répétitions et ponctué de silences. Les larmes ne sont pas exceptionnelles, même lorsque les récits relatent des faits déjà anciens.

Il n'est pas possible de comprendre pourquoi cette minute de l'annonce, en devenant éternelle par son intensité, va provoquer un bouleversement si radical dans la vie des gens sans analyser les circonstances dans lesquelles l'annonce de leur maladie va leur être faite. Ce qu'ils vont ressentir immédiatement va certes dépendre au premier chef de la façon dont la nouvelle leur aura été dite, mais aussi du contexte psychologique dans lequel ils se seront trouvés avant de l'entendre. Leur état d'esprit au moment où ils arrivent pour cet entretien leur fera percevoir le verdict avec des nuances très contrastées.

Les circonstances qui précèdent une annonce diagnostique peuvent être schématisées comme étant de deux grands types opposés. Entre ces deux extrêmes, se trouve un éventail de situations qui résultent du panachage de celles-ci à des degrés divers. À une extrémité, elles sont brutales, faisant irruption dans la vie de la personne comme l'énorme couac d'un coup de cymbale détonnant en plein milieu d'une symphonie des plus mélodieuses. Cette soudaineté et cette brutalité peuvent faire dire qu'il n'y a pas de circonstances à proprement parler. L'annonce est un coup de poignard dans un cœur serein. À l'autre extrémité, la consultation d'annonce est au contraire précédée d'une période plus ou moins insidieuse de doutes et de craintes. La personne qui consulte le fait après que des troubles se sont accumulés peu à peu, les premiers pouvant être apparus de longues années auparavant. Dans ces cas-là, le sujet arrive à la consultation nimbé d'un climat lourd, chargé d'angoisse, parfois déjà de déni.

Parmi les annonces qui se font sans circonstances alarmantes préalables, sans prémices, celles qui se font dans la plus abrupte brutalité sont celles qui concernent une malformation décelée avant la naissance sur un examen échographique. C'est la plus aiguë des situations. La femme entre avec sa maternité triomphante dans le box de consultation et tous les rêves déjà bâtis vont s'effondrer avant qu'elle en sorte. Les parents sont ici inopinément plongés dans une situation de catastrophe. À peine moins terrible est la situation d'une personne qui a eu un traumatisme dû, par exemple, à un accident de la route. L'exemple le plus caractéristique est celui du jeune motard polytraumatisé. Des blessures cérébrales ont provoqué un coma et des lésions de la moelle épinière telles qu'il est évident que le sujet ne marchera plus. Au sortir de son coma, le blessé n'a pas conscience de ses lésions. Il va falloir très précautionneusement lui dire la vérité. La nouvelle, tellement impensable, arrivera là sur un terrain vierge de toute appréhension.

De l'appréhension, il n'y en a pas non plus lorsque la maladie est découverte au cours d'une consultation provoquée par un symptôme que le malade juge bénin ou lors d'une visite médicale de routine. Chez le petit enfant, ce peut être lors d'une consultation systématique dans un service de Protection maternelle et infantile (PMI) ou chez un pédiatre. La mère n'a rien remarqué d'inquiétant. La personne ayant une lésion traumatique de la moelle épinière est aussi un exemple assez typique du décalage qui se produit entre le peu soupçonné par le patient et l'énorme réalité entrevue par le médecin. À l'examen clinique, déjà, le médecin a de fortes présomptions diagnostiques, présomptions qui sont même bien souvent des certitudes. Elles resteront en son for intérieur, car il n'est plus pensable avec le niveau instrumentalisé de la médecine occidentale actuelle, d'affirmer un diagnostic sans l'appui d'examens complémentaires. Ceux-ci, biologiques ou radiologiques, auxquels pourront s'adjoindre des épreuves fonctionnelles, viendront toujours étayer les suspicions. Le médecin n'annonce rien, mais des indices de toutes natures indiquent au malade que la légèreté n'est plus de mise. Se crée alors un microclimat d'anxiété. Très vite, et même bien souvent avant d'avoir quitté le médecin, l'individu bascule de la plus légère insouciance à la plus sombre et la plus pesante des angoisses. Les délais nécessaires à l'obtention des examens complémentaires la faisant s'accroître très rapidement, il est impératif, par conséquent, de chercher à les écourter au maximum.

Lorsque, de toute évidence, l'individu qui vient consulter n'a pas le moindre soupçon, il est important d'avoir à l'esprit l'état de candeur dans lequel il se trouve pour éviter de faire une annonce brutale, sans ménagement. Il faudra bien le donner, ce diagnostic. Mais comme l'effondrement qu'il va provoquer est des plus prévisibles, il ne sera à dire que lorsque le diagnostic sera tout à fait certain. Ces cas où la maladie fait irruption, sans la préparation qu'auraient permise des signes prémonitoires plus ou moins alarmants, sont ceux qui justifient pleinement une annonce progressive, en plusieurs temps.

Sont tout à fait opposées les circonstances d'annonces qui concernent les maladies progressant lentement et très insidieusement. Durant des mois et, parfois, durant des années, des signes, d'abord minimes et si peu remarquables que la personne n'y prête qu'une attention fugace, vont se faire plus intenses et aussi plus nombreux. Le diagnostic de telles affections sera donné dans un tout autre climat que celui qui prévaut dans les situations précédentes. Le malade arrive avec la tête remplie certes d'interrogations, mais aussi d'hypothèses et de présomptions, voire de quelques certitudes. Celles-ci, il les a trouvées parfois en lui-même, ou encore dans son entourage quand ce n'est pas auprès de médecins. En effet, la consultation où il apprend le nom de sa maladie a souvent été précédée d'un certain nombre de visites à différents praticiens.

Présentées de la sorte, les dispositions d'esprit du patient au moment où il va apprendre son diagnostic semblent des plus contrastées. Pour être réelles, elles n'en paraissent pas moins caricaturales si l'on n'a pas à l'esprit que, dans la pratique, l'attitude, différente pour chaque individu, réalise toute une palette de nuances. En fait, les tableaux sont entremêlés.

Lorsqu'ils parlent de ce moment cruel de leur vie, il est très fréquent d'entendre des malades se dire sidérés à l'écoute du diagnostic qui leur a été donné. Lorsqu'ils n'avaient pas eu, ou si peu, de signes d'alarme, cela est compréhensible. Mais cela l'est moins s'ils se plaignaient depuis longtemps de troubles qui allaient en se majorant. Ces personnes, dans le récit qu'elles font de la consultation passée, tiennent souvent, avant toute autre chose, à préciser qu'elles n'ont pas consulté d'elles-mêmes, mais sous la pression d'un de leurs proches. Dans ces cas-là, le malade se présente donc comme un malade malgré lui. La façon dont il décrit sa consultation d'annonce peut être vue comme le résultat d'une construction psychique élaborée chez lui dans le but de refuser une réalité qui lui est insupportable. Avant même que l'entrée dans la maladie ne soit déclarée officiellement, ouverture solennellement faite par sa nomination, le déni à son égard est là. Quand le nom est lâché, seront prêts tous les ingrédients qui permettront de vite élever un mur de défenses pour refuser l'insupportable.

Il est remarquable que la personne proche, désignée par le malade comme « responsable » de ce qu'il lui est advenu, soit souvent une femme. Ce peut être la mère, ainsi que le dit une jeune malade : « Je me suis mise à boiter, mais pour moi, ce n'était rien. C'est ma mère qui s'est inquiétée et qui m'a envoyée chez le médecin » ; ou encore l'épouse, comme le fait remarquer un homme : « J'y prêtais pas attention… » mais ma femme me répétait : « Va voir un docteur. » Pour d'autres encore, c'est une amie qui a orienté vers une consultation, ainsi que le rapporte une malade : « J'avais une cliente qui était devenue une amie. Un jour elle me dit : "T'es mignonne, mais il y a certainement un problème quelque part chez toi", et elle m'a dit qu'elle connaissait un docteur en neurologie. » Dans les récits d'une série de cent cinquante malades écoutés à propos de l'annonce de leur diagnostic, aucun homme n'aurait été l'instigateur de cette consultation inaugurale. Ceci est un argument qui conforte l'impression que, dans notre société, la santé, comme l'éducation primaire, est un domaine réservé aux femmes. Quelle étrange et sombre ironie donc, que celle qui, d'anges de la sollicitude, les transforme en démons de la désolation.

Les circonstances qui conduisent le patient à se présenter à la consultation d'annonce dans un état d'esprit des plus perturbés sont celles où cette consultation a été précédée d'une série d'autres. Leur succession qui ne s'est soldée d'aucune conclusion, d'aucun verdict, a fait croître l'angoisse liée à l'incertitude et a ouvert la porte au déni. En effet, plus la personne sent que la maladie rôde, plus elle cherche à ériger des barrières contre elle. En s'installant dans le déni, elle cherche à colmater les brèches que creuse dans son esprit chaque consultation à la conclusion incertaine. Ce déni peut être si fortement ancré qu'il n'est pas rare que le malade affirme même, lorsqu'il raconte cette période de sa vie, que la maladie était totalement ignorée de lui. Les preuves de telles attitudes sont légion. Ainsi une femme d'une quarantaine d'années, qui boitait depuis plus de dix ans et qui avait des difficultés pour soulever des objets même légers dit que sa myopathie a été « découverte tout à fait par hasard » au cours d'une consultation pour chirurgie esthétique. Le déni se manifeste encore sous la forme d'une négation massive proclamée par un jeune homme, atteint d'une maladie dégénérative hépatorénale : « Moi, cette maladie, je ne voyais pas ce que c'était ! » Or son père, atteint de cette même maladie génétique, était mort en insuffisance rénale après avoir été dialysé pendant des années.

Le temps qui s'écoule entre l'apparition des premiers signes observés par le malade et la consultation où le diagnostic est donné peut être subdivisé en deux espaces dont la charge anxieuse est très différente. Le premier est qualifié d'« intervalle libre » parce que le lien avec tout ce qui le rattacherait à la maladie : soignants, diagnostic, pronostic, etc., n'est pas encore fait. Il couvre la période qui va de la perception des premiers symptômes à la première consultation médicale. L'individu cohabite alors avec sa gêne, ses douleurs. Dans un premier temps, il les apprivoise. Mais celles-ci allant en se majorant, il se décide ou on le pousse à consulter. Là commence réellement l'angoisse. Elle ira croissant très vite, non pas linéairement mais plutôt de façon exponentielle avec le nombre de médecins consultés. Ce temps peut être qualifié de « temps de latence » parce qu'il est fait d'attente. Il devrait être des plus brefs car l'attente est « la plus horrible des tempêtes [1] ». Il est donc très préjudiciable qu'il se prolonge, à la différence de l'intervalle libre. Cet espace temps pendant lequel la personne mène une vie hors maladie, il n'est pas souhaitable de chercher à le raccourcir, au moins dans les cas où il n'y a pas le moindre traitement à opposer à la progression du mal. Il en va évidemment différemment des maladies où des possibilités thérapeutiques précoces pourraient la ralentir.

Qu'il y ait eu ou non une phase prodromique et que

---

1. BALZAC, *La duchesse de Langeais*.

celle-ci ait été plus ou moins longue, les patients présentent leurs récits comme celui de « cette maladie que je veux ignorer ». En arrivant à la consultation, ils pressentent évidemment très souvent leur maladie, sinon, ils ne seraient pas là. À un certain niveau de leur conscience, ils savent même ce qu'ils vont entendre, mais ils luttent de toute leur énergie pour, justement, ne pas l'entendre. La succession des médecins qu'ils ont pu consulter les a menés par paliers vers ce diagnostic. Parfois, le malade aboutit dans une consultation très spécialisée dont le nom seul leur donne à penser de quelle nature peut être leur affection : Institut Curie, Institut de myologie. Or ce temps de latence, temps de préparation, ne rendra pas le choc moins rude, bien au contraire.

À l'inverse, les patients qui connaissent rapidement ou même brutalement leur diagnostic ne mettent évidemment pas au premier plan l'intervention d'un tiers. Ils n'ont pas eu le temps de construire de telles défenses. Mais dans leurs récits anamnestiques, deux symptômes, censés avoir motivé la consultation, sont mentionnés très souvent. Il s'agit de la fatigue et de la douleur. Cela est spécialement net chez les patients interrogés peu de temps après qu'ils ont reçu leur diagnostic. Lorsqu'on leur demande d'évoquer ce qui a provoqué leur consultation, ces signes diffus, imprécis, sont mentionnés autant, voire plus, que des signes physiques plus précis tels une toux, une grosseur, un saignement, un trouble moteur. Cette prééminence de fatigue et douleurs donnés comme signes d'alarme est à interpréter comme l'expression de leur souffrance morale du moment. Ils sont le reflet de la réaction dépressive qui suit l'annonce. Celle-ci peut être si intense qu'elle nimbe tout ce qui se rapporte à cette catastrophe récemment annoncée en en masquant les autres éléments. Cette dépression n'est en général pas consciente ou, déjà refoulée, elle ne se manifeste que par des plaintes somatiques.

La révélation de la maladie provoque un choc dans tous les cas, même lorsqu'elle est attendue, car alors, elle est redoutée. Le choc est profond, massif, lame de fond qui submerge la personne qui la reçoit. C'est ce mot qui est donné tel quel par la plupart des gens : « Sur le coup, ça m'a fait un choc » ou : « Ça m'a choqué. » Tel est le commentaire immédiat que livrent patients ou parents. Le coup porté est si violent qu'il est comme physiquement ressenti ainsi qu'en témoignent ces commentaires : « C'est des coups de massue sur la tête » ; « C'est un coup de poignard. » Bien que décrit comme une blessure physique, le traumatisme est psychologique et son intensité est telle qu'il provoque un arrêt de la pensée, arrêt qui est même une véritable sidération. Le choc de la découverte de la maladie, plus exactement des mots prononcés pour lui donner un nom, a un effet destructeur et pratique une blessure qui, souvent, ne se referme plus. C'est aussi la violente intensité du choc qui fait qu'un bruit assourdissant envahit la tête de celui qui le reçoit. Ainsi, la simple audition de ce qui est dit ne rend plus perceptif aux bruits extérieurs celui à qui la nouvelle est destinée.

Le nom de la maladie est donné ; il n'est pas entendu. « Sur le coup, on n'entend plus rien, on est complètement abasourdi », explique simplement un malade. Très fréquemment, les patients, lorsqu'ils sont interrogés peu de temps après qu'ils ont reçu leur diagnostic, sont incapables de donner le nom exact de leur maladie alors même que celui-ci leur a été effectivement donné. Cette impossibilité n'est pas à mettre sur le compte d'une incompréhension sémantique car elle se rencontre quel que soit leur niveau culturel. Par exemple, en ce qui concerne la pathologie musculaire, certaines appellations retenues, telle cette pléonastique « myopathie musculaire » dont disait souffrir un malade, montrent combien les mots prononcés sont restés incompréhensibles.

L'amnésie des paroles exprimées au moment de la révélation n'est pas totale, mais lacunaire. Elle peut être comparée à un scotome qui serait ici auditif. Lacune, scotome, ces termes dépeignent bien la situation, car toute une partie de l'information sera oubliée, perdue. Mais une sorte de filtrage des paroles reçues aboutit à n'en garder que les éléments les plus dramatiques. Quant à ceux qui sont rassurants dans le discours de l'annonceur, ils ne sont pas entendus. Et quand ils le sont, comme par un effet de distorsion, ils sont interprétés dans le sens des perspectives les plus catastrophiques qu'ils voient s'ouvrir devant eux dans l'abîme que creuse cette révélation. Ainsi, un homme dit ne plus se souvenir si le médecin lui a donné le nom exact de la maladie dont il souffre. Mais il a très bien retenu que ce dernier a assorti son annonce diagnostique d'une obligation à arrêter le travail : « Il (le médecin) m'a dit tout de suite : il faudra penser à arrêter de travailler ; ça, il me l'a dit tout de suite ! » Cette phrase, présentée comme une exhortation, même comme une obligation, n'était en fait donnée qu'à titre de conseil pour l'avenir. Mais elle a été ressentie par le patient comme une sanction d'application immédiate et, traumatisante comme telle, est restée très vive dans sa mémoire. Un autre relate que le médecin lui a dit que sa maladie n'était pas mortelle, mais il ajoute immédiatement cette précision : « Enfin, pas à cent pour cent, je veux dire. » Il a donc retenu que sa maladie était presque toujours mortelle, c'est-à-dire exactement l'inverse du message qui lui était délivré, à savoir que son affection était invalidante mais qu'elle ne serait pas la cause directe de sa mort.

Le choc de la révélation place les personnes qui viennent de connaître leur diagnostic dans un désarroi dont la profondeur se décèle certes dans la teneur de leur discours mais aussi dans la forme de celui-ci qui peut prendre une allure déstructurée et incohérente. Telle cette femme, rencontrée juste après qu'elle a reçu son diagnostic qui, en un seul souffle, exprime les idées les plus contraires : « Je veux rien savoir ! Je veux rien qu'on me parle ! Je veux comprendre ! » Il est évident qu'alors, seul un silence empathique peut aider à apaiser un état aussi cataclysmique.

La révélation de la maladie est un coup d'arrêt dans la vie de la personne qui la reçoit. Coup d'arrêt réel,

« objectif », car existant hors de l'esprit des patients, il est matérialisé par des changements sociaux : arrêt de travail spécialement mal ressenti car il affirme la mise sur la touche, comme l'exprimait avec amertume l'homme témoignant plus haut. Mais ce peut être aussi la déclaration de la maladie en affection professionnelle, ou la mise en congé de longue maladie. Tout ceci constituant des stigmates sociaux qui alourdissent profondément l'impact psychologique de l'annonce. La vie de travail n'est pas la seule perturbée, les loisirs sont également modifiés. Il s'agit au premier chef et même lorsque la maladie n'est pas invalidante à proprement parler, de l'arrêt des activités sportives, arrêt spécialement mal accepté chez les adolescents. Ainsi s'exprime une jeune fille de quinze ans qui vient d'apprendre sa maladie : « Avant de savoir que j'avais la myopathie, je croyais que je pourrais toujours m'améliorer en sport, et maintenant, je sais que je ne pourrai pas. »

Comme le montrent les deux exemples précédents, les changements dans la vie sociale des patients sont présentés par ces derniers comme relevant de la responsabilité des médecins. Pour eux, cette réduction dans leur vie professionnelle ou de loisirs est le résultat de l'intervention médicale lors de la consultation de révélation diagnostique. En réalité, lorsque des recherches ont pu être faites en consultant les dossiers ou en interrogeant la famille, il s'avère que les changements sociaux sont exceptionnellement concomitants de l'annonce diagnostique. Ce sont les gens qui les rattachent à ce moment-là. L'annonce est le temps zéro de leur nouvelle vie, la racine de tout ce qui va leur arriver. Et n'est que mal tout ce qui va leur arriver. Un amalgame se forme de tous les éléments négatifs qui surviennent au cours de l'évolution de leur mal et, en racontant ce temps de l'annonce, par un télescopage révélateur, ils sont associés à celui-ci. Là est bien le témoignage tangible de l'ampleur du choc perçu.

Dans leurs récits du ressenti immédiat de l'annonce de leur maladie, les grands enfants et les adolescents tiennent sur ce moment et ses conséquences un discours particulier, souvent très différent de celui des adultes. Il en est, certes, qui émettent des reproches violents sur la façon dont on leur a dit les choses et en cela ils ne sont pas différents des adultes. Mais ils peuvent aussi, et cette éventualité paraît être la plus fréquente, chercher à minimiser les choses. Beaucoup, sur ce sujet précis, sont laconiques, voire pour certains, mutiques, ne parvenant à être à l'aise que lorsqu'ils parlent d'autre chose que de leur maladie. Lorsqu'ils arrivent à s'exprimer à propos de ce temps de l'annonce, ce sera en général pour banaliser ou fanfaronner : la façon dont l'un d'eux l'exprime reflète assez bien les réactions les plus courantes : « J'ai pris ça très bien ! », dit-il et lorsqu'on lui demande de préciser un peu plus, il répond, avec beaucoup d'hésitation cette fois : « Ben, j'l'ai pris… j'l'ai pris pas mal, disons ! », précisant plus tard qu'il avait pensé qu'il avait une maladie comme une autre : « Rien d'exceptionnel ! », affirmation exclamée et suivie d'un très long silence. Le contraste entre l'explicite et l'implicite de son discours rend très probable l'idée que l'annonce de sa maladie faite quelque temps plus tôt n'a pas eu le caractère de banalité qu'il veut lui donner. Une jeune fille atteinte d'une myopathie s'écrie : « Le mot de myopathie pour quelque chose d'aussi petit que ça ! », montrant dans cette courte phrase, le poids dramatique que représente pour elle le mot « myopathie » qu'elle ressent comme les autres patients mais aussi son désir de s'en tenir éloignée en minimisant son atteinte personnelle.

Il ne faudrait pas déduire de ces discours en apparence rassurants que les jeunes sont davantage capables que les plus âgés d'une mise à distance des effets de l'annonce de leur maladie. Il faut plutôt y voir le reflet du désarroi intense qui les oppresse et les rend sans voix. Provoquant une sidération psychique, il les empêche de formuler leurs plaintes. Leur mutisme recouvre une profonde souffrance. Se trouvant à un âge où tout est question, le jeune malade est encore plus perdu dans la tourmente que ne l'est un adulte, n'ayant souvent sur l'existence que de très fragiles et incertains points de repère. Et les adultes, parents et soignants, qui ont déjà du mal à amorcer un dialogue avec un adolescent bien portant, ne trouvent pas toujours les mots qui briseraient le silence et apporteraient le réconfort.

Le coup d'arrêt que les gens matérialisent par les signes dits objectifs, car perceptibles dans la vie sociale, se traduit aussi par des signes subjectifs. Le bouleversement émotionnel est immédiat et profond. Sa radicale instantanéité peut le faire comparer au changement apporté par une lampe allumée qui s'éteint. La nomination de leur maladie, son étiquetage, sépare instantanément les malades des gens « normaux ». Ils sont autres. « On fait partie du lot », constate un patient, montrant par cette sinistre remarque désabusée que la maladie prédomine. Elle lui fait perdre son individualité. Il n'est plus Monsieur X, mais un malade anonyme. De plus, la connotation péjorative du mot « lot » suggère que la maladie le fait rentrer dans une sorte de sous-humanité. Apprenant le nom de leur maladie, les patients changent, en effet, brutalement d'identité. La brutalité, la radicalité de la transformation sont perceptibles dans les discours qui sont émaillés de « avant » ou de « depuis que je sais ». Leur perception d'être autres est si forte qu'ils l'étendent à leur entourage. « Après ma consultation, je suis devenue handicapée aux yeux de ma famille du jour au lendemain », dit une patiente, avant d'ajouter très justement : « alors que j'étais pareille ». L'impact de l'annonce a modifié, à ses yeux, la réalité physique dans le psychisme de son entourage.

L'exclusion du sort commun, en rentrant dans le « lot » des souffrants, entraîne chez les patients ou chez les parents d'un enfant malade, un sentiment de solitude qui se trouve renforcé chez ceux dont l'étayage familial est inexistant ou momentanément absent. Une jeune patiente de vingt ans, ayant appris sa maladie alors que ses parents étaient en vacances, l'exprime bien : « Je suis restée toute seule... vraiment toute seule, à ce moment-là j'aurais eu besoin de parler à quelqu'un. » Un autre, homme adulte, venu seul à la consultation, rapporte que, lorsque le médecin lui a demandé s'il avait des questions à poser, il n'est pas parvenu à les formuler, précisant que « peut-être assisté d'une personne j'aurais eu des questions à poser, mais là, tout seul !... ».

En écoutant les gens faire le récit du moment où ils ont appris la vérité, il est frappant de constater qu'ils y associent les événements de leur vie les plus dramatiques auxquels ils ont eu à faire face auparavant. Ce sont des associations qui viennent spontanément. Ce sera, par exemple, le décès d'un parent. Ainsi, alors qu'il raconte le moment où il a entendu son diagnostic, un malade se met très vite à évoquer la mort de sa mère, mort qui survient peu de temps après qu'il a connu sa maladie. « Ma mère est morte, j'avais plus rien », dit-il. Ce qui donne l'ampleur de ce que la maladie lui avait déjà pris.

Dans un autre cas, un patient à qui l'on vient de révéler sa maladie compare très pertinemment la situation qu'il est en train de vivre à un deuil. Mais, ajoute-t-il avec un accent de désespoir, c'est « pire qu'un deuil, parce que, avec ce que j'ai, j'aurai toujours à faire le deuil de quelque chose ». Enfin, une jeune femme étrangère associe au récit de l'annonce diagnostique le traumatisme de sa transplantation géographique. Expliquant ce qu'elle éprouve, elle se met à en parler spontanément et, très vite, le désarroi la chavire, lui faisant violemment sentir qu'elle n'a plus d'amarres : « Dans mon pays, je suis celle qui est partie, ici, je suis l'étrangère. » Étrangère et malade, double solitude !

Dans la vie d'un individu, l'annonce de sa maladie est un moment d'une extrême brièveté. Mais elle sera le point d'inflexion de tout le reste de sa vie, la marquant d'une empreinte souvent définitive. Il est une expression d'usage assez commun, utilisée pour dépeindre des moments où les événements extérieurs ont une importance capitale dans l'orientation d'une vie, qui est de dire que ces moments sont des « instants charnières ». Ici, cette image semblerait pouvoir être reprise. Sont, en effet, bien réunies dans l'événement la brièveté et la densité émotionnelle. Les conséquences aussi, puisque ce moment va paraître infléchir, bouleverser profondément les perspectives de la trajectoire de vie. Pourtant, cette expression est impropre. Le passé et l'avenir ne sont pas articulés par une « charnière » qui les lie l'un à l'autre, ils sont au contraire déliés.

Cependant, l'esprit de cette expression métaphorique peut être repris et le moment de la révélation d'une maladie grave sera ainsi qualifié d'« instant rupture » pour le patient ou sa famille. Ils se retrouvent figés dans cette minute éternelle. Leur passé n'a plus de sens et l'avenir s'évapore. À partir de ce moment-là, il y aura « avant » et « après », l'avant ne menant pas à l'après et l'après ignorant l'avant. L'annonce agit comme un couperet. Par son effet de rupture, elle est une catastrophe au sens physique du terme, ainsi que la définit René Thom pour lequel est catastrophe « n'importe quelle discontinuité dans les phénomènes[2] ». Il est

---

2. THOM R., *Prédire n'est pas expliquer*, Eshel éd., 1991.

frappant d'entendre des patients dire « pour moi tout a changé » en se remémorant l'annonce de leur diagnostic survenue des années, voire des dizaines d'années auparavant. La mémoire de cet instant reste vive, souvent fixée en l'état, même longtemps après. Parfois si prégnante, si douloureuse qu'elle reste du domaine de l'indicible.

La faille qui se creuse dans l'esprit des malades est si profonde que la première tendance de bon nombre d'entre eux est de s'isoler alors des autres. Ceci permet de dire que le handicap germe dans leur tête dès cet instant, au moins pour ceux des patients qui ont déjà connu un certain temps d'une autre vie. En prendre conscience est un argument de poids pour empêcher que l'idée du handicap ne soit présente dans l'esprit des soignants qui vont leur apprendre la nouvelle et qui auront à les prendre en charge par la suite.

L'ANNONCE REPRÉSENTÉE

De ce point de rupture que crée le choc de l'annonce d'une affection grave vont jaillir des représentations qui formeront la trame du vécu ultérieur de la maladie. L'écoute des malades ou de leurs parents fait ressortir que tous disent que celle-ci a commencé avec son annonce par le médecin, véritable figure d'oracle. Les gens voient bien, en effet, dans cette annonce un message porteur de prophéties. Tout de la vie n'est plus alors tout à fait pareil. Ce nouvel état qui s'inaugure là, va se prolonger des années, parfois persistera toute la vie du sujet. Les affects, les émotions et les comportements qu'il entraîne peuvent se rencontrer très longtemps après que les gens ont connu leur diagnostic. Apparemment, après un temps de recul, il pourrait sembler qu'ils ne maintiennent aucun lien avec cet épisode de leur vie et que leur comportement n'est que le reflet de leur façon de vivre la maladie. Leur manière d'être ne dépendrait que de leur personnalité et de leur environnement du moment.

Mais le vécu de la maladie prend ses racines dans le temps de l'annonce, ce qui justifie que les réactions émergentes en soient à dépeindre dans son cadre. L'étendue, la profondeur de l'impact de ce bref moment est perceptible à ce qu'on en retrouve la manifestation jusque dans les plus banales réflexions de la vie quotidienne telles que celle où une mère constate que sa fille « n'est pas beaucoup plus difficile à vivre qu'avant ». Cette femme juge ainsi que la révélation de la maladie a aggravé les relations avec sa fille adolescente, mais moins qu'elle ne le redoutait.

La brutalité du changement est particulièrement perceptible chez les patients qui consultent tardivement après le début de leurs troubles. Même lorsque la maladie évoluait de façon certaine longtemps avant que le diagnostic ne soit donné, elle s'aggrave pour le patient à partir du moment où la gêne est nommée « maladie ». Cela se manifeste bien dans le commentaire d'un patient qui pendant vingt-cinq ans a évolué avec des douleurs et des troubles de la marche. Ceux-ci, banalisés sous le nom de rhumatisme et de sciatique, ne perturbaient pas sa vie moyennant quelques analgésiques. Il a appris qu'il avait une myopathie trois ans avant l'entretien où il évoque la révélation de sa maladie. Il dit : « En trois ans, je sens quand même une évolution. Oui, je sens que ça a quand même nettement évolué ! Nettement ! » Et il insiste en énumérant les douleurs et les difficultés qui ont pris corps dès ce moment-là. La répétition de l'expression « quand même » laisse supposer que son entourage, à commencer par les médecins qui le suivent, essaie maintenant de le persuader qu'il ne va pas plus mal qu'avant le diagnostic, mais que cette tentative est apparemment vaine.

Une autre personne, qui avait pourtant des déficiences connues depuis la naissance, n'apprendra qu'à l'âge adulte, à près de quarante ans, qu'elle a une myopathie : racontant cet instant de l'annonce, elle montre clairement le rôle pernicieux qu'a joué le fait de donner un nom à ses problèmes : « Depuis ma naissance, dit-elle, je savais que j'avais des problèmes au niveau de mes bras. J'ai jamais levé mes bras. On m'a fait des tests, des petites interventions… Mais on ne m'avait jamais parlé de myopathie ! J'ai vécu comme ça ; j'ai toujours vécu comme ça ; j'ai appris à vivre comme ça ! Disons que maintenant, avec du recul, je sais que je vivais même mieux [elle détache cet adverbe en parlant] que je ne vis maintenant ! » Cette femme relie ainsi ostensiblement la dégradation de la qualité de sa vie à l'étiquetage de ses troubles et non pas à l'aggravation naturelle de ses déficiences.

Le fait de donner le nom de la maladie, perçu comme une secousse sismique, engendre immédiatement des représentations qui vont se développer durablement. De telles réactions sont compréhensibles dans tous les cas où l'annonce faite au malade a été précédée d'une phase prodromique pendant laquelle, en même temps que montait l'angoisse, celui-ci érigeait de solides défenses. Une telle explication ne peut concerner les autres patients, ceux qui ne s'attendent à rien et que la nouvelle viendra prendre de court. Ici, pas de défenses préalablement échafaudées qui provoquent des récriminations sur le rôle destructeur de l'annonce. Mais, reçue comme une véritable perfidie, c'est sur cette nouvelle que résonneront les pensées ultérieures. Cette minute sera le socle sur lequel se bâtira tout le vécu de la maladie. Quelle que soit la manière dont la maladie fait irruption dans la vie des gens, cela va aboutir à ce que, où que le malade regarde et quoi qu'il envisage, il se trouve confronté avec, d'un côté, un souhait de possibles et, de l'autre, l'affirmation des impossibilités. Une frustration massive va apparaître parce qu'il se sent trompé, ne trouvant plus ce qu'il attendait, ce qu'il cherchait et ce qu'il espérait. L'obstacle de la maladie est toujours là qui s'interpose entre le sujet et ses buts.

Les réactions psychologiques seront celles d'une frustration, d'une spoliation même. Même dans les cas où elle pourrait n'être considérée que comme un accident dans la trajectoire de vie, elle est essentielle, car touchant le fond de l'être. La révélation que les individus ont de l'annonce qui leur est faite est source de représentations nouvelles. La transformation de l'annonce reçue en paroles révélées est, chez l'interlocuteur du médecin, patient ou parents, un acte de symbolisation. Le mot de symbolisation peut être employé car, par cette opération mentale, vont être établies des réactions d'analogies, des signes de reconnaissance que sont les symboles. Ce sont eux qui, alors, peupleront l'esprit du patient. Le nom de la maladie qui est donné a, en effet, la valeur d'un symbole car il va développer une cascade d'images, de représentations. L'annonce est perçue ; aussitôt un travail mental rapide et intense se déclenche, transformant les mots entendus en symboles. Cette symbolisation est le levain d'où s'attiseront les représentations liées à l'annonce de la maladie. La force symbolique que revêt la maladie peut être saisie en évoquant les façons de parler de l'entourage proche des patients, à commencer par les soignants. Ainsi pour désigner un patient qui a telle ou telle affection, il est souvent fait usage d'une synecdoque[1]. Celui-ci se trouve réduit à être un « diabétique », un « cancéreux », un « myopathe » ou un « cardiaque ». Il n'y a plus de distance entre lui et sa maladie. Il n'a plus une maladie, il est la maladie.

Le choc frontal que déclenche l'annonce de sa maladie est pour le patient une véritable épreuve de réalité. Et ceci, dans tous les sens du terme. En effet si le mot épreuve est pris dans son sens commun, l'annonce en est bien une, puisqu'elle est à l'origine d'une souffrance qui éprouve le courage, la résistance de la personne qui l'entend. La source de cette épreuve est une chose : la déficience physique ou psychique.

---

1. Figure de rhétorique qui consiste à désigner l'ensemble d'un individu ou d'une chose par un de ses aspects ou une de ses parties.

Déficience qui est assurément une réalité dans le sens où elle a une matérialité. Constituée de signes observés par le malade, elle peut être définie par des mots qui la rendront représentable à l'identique auprès de personnes qui lui sont étrangères. Les signes physiques ou psychiques constatés par le médecin au cours de son examen vont former la matière de cette réalité. Ils sont des faits observables et mesurables et sont, par conséquent, une réalité en accord avec Claude Bernard pour qui « les faits seuls sont réels ».

Mais, au-delà du sens commun, ce qui se joue ici est aussi une épreuve de réalité, quand cette expression est prise dans son sens psychanalytique. Il s'agit alors du processus d'activité mentale qui élabore ce qui est représenté à partir de ce qui est perçu. Il semble en effet difficile, à propos de ce sujet où la souffrance morale prend le pas sur la douleur physique, de faire l'impasse sur l'analyse des réactions inconscientes. S'en tenir au perçu reviendrait à vouloir décrire une maison habitée en se limitant à ses murs extérieurs. Ainsi, dans le cas le plus fréquent où la maladie se constitue progressivement, la personne consulte parce qu'elle a la perception d'un symptôme, d'un signe ou d'un ensemble de signes. Cela, elle est capable de le décrire, mais pas de lui donner de nom. C'est intégré dans son comportement, son « agir ». Elle adapte peu à peu sa vie en fonction de ses douleurs et de ses incapacités. Celles-ci provoquent, d'abord par intermittence, d'une part des plaintes d'intensité variable et dépendante de sa personnalité et, de l'autre, un questionnement auquel le sujet se donne des réponses plutôt apaisantes dont : « Ce n'est rien. » Bien qu'innommables, ce signe ou cet ensemble de signes sont une réalité puisque, de plus en plus fréquents et finissant par se rappeler continuellement au sujet, ils sont indéniables.

C'est d'ailleurs parce que l'inquiétude provoquée par la gêne l'emporte sur l'effet apaisant des réponses que le sujet demande finalement l'arbitrage d'une consultation médicale. Là, il apprend que son signe, sa gêne sont dus à une déficience qui fait elle-même partie d'une maladie. Ils en sont la traduction, le symptôme. Le sujet est arrivé à la consultation gêné, il en repart malade. Dans le court intervalle qui sépare le début de la fin de son entretien avec le médecin, aucun signe n'a objectivement empiré et pourtant les voilà différents pour le nouveau malade. Que s'est-il passé ? Par quel incroyable effet le patient sort-il de la consultation tout changé ? C'est qu'il a entendu d'un autre la reconnaissance de ses signes, et cette reconnaissance, par un autre, s'est faite dans un cadre nouveau qui est celui de la maladie.

Si la réalité objective n'a été en rien modifiée, la réalité psychique a été bouleversée par la confrontation à cet autre qui lui a apporté une connaissance nouvelle. La nomination de la maladie a donné à la gêne perçue une représentation. Or « l'existence de la représentation est un garant de la réalité du représenté[2] ». En le

---

2. FREUD S., « La négation » *in Résultats, idées, problèmes,* 1925, PUF, éd. 1969, 135-139.

déclarant malade, le médecin signifie à son interlocuteur qu'il a perdu la (bonne) santé. L'objet santé est donc perdu. Il y a bien, par conséquent, une épreuve de réalité au sens où l'entendait Freud pour qui la « condition pour la mise en place de l'épreuve de réalité (est) que des objets aient été perdus, qui autrefois avaient apporté une satisfaction réelle ».

Le sujet, dès cet instant est en fait confronté à deux réalités. L'une, formée de ses symptômes, de ses déficiences, est sa réalité physique avec laquelle il est venu à la consultation. Elle est la réalité réelle, le réel fait de choses. L'autre réalité vient de surgir avec les paroles du médecin. Elle est sa réalité psychique faite de mots et celle-ci, en accord avec Francis Pasche, « n'existe qu'à travers une parole[3] ». Ici, la réalité, et en conséquence de quoi, le réel, sont transformés du fait d'une parole. Pour être clair, la réalité physique, parce que perceptible, doit être dénommée le réel, alors que le mot « réalité » doit être réservé à la réalité psychique. Voilà le malade confronté avec les choses et les mots. Mots sources de maux. En effet, réel-choses et réalité-mots ne se superposent pas, ne se fondent pas. Il ne peut être question, ici, comme l'écrit Michel Foucault de « la grande plaine uniforme des mots et des choses[4] ».

____

3. PASCHE F., « Réalités psychiques et réalités matérielles », *Nouvelle Revue psychanalytique*, 1975, 12, 189-197.
4. FOUCAULT M., *Les mots et les choses*, Gallimard, 1966, p. 55.

Les entretiens avec les patients montrent combien peuvent s'éloigner l'un de l'autre réel et réalité. Ceci peut être illustré par l'exemple de deux patients à l'identique réel : leurs déficiences les empêchent tous les deux de lever les bras. L'un continue d'exercer son métier d'électricien et explique de façon presque anecdotique que lorsqu'il pose des lignes qui courent souvent sous les plafonds : « C'est mon doigt accroché qui tient mon bras. » L'autre, dessinateur, a renoncé à son métier devenu « impossible », alors qu'objectivement son état lui permettrait de continuer à travailler sur une table horizontale, à défaut d'un chevalet. Deux réalités, donc, pour un seul réel. Et il apparaît là clairement que seule la réalité compte. Non seulement au niveau du vécu subjectif du réel, mais aussi en ce qui concerne son vécu objectif qu'en sont les répercussions sociales : l'un n'arrête pas un travail beaucoup plus pénible que celui du second qui l'abandonne.

Plus généralement, nombreuses sont les marques qui témoignent de la supplantation de la réalité sur le réel : ce sont d'une part, la persistance intacte des traces mnésiques de l'annonce même des années après celle-ci, et d'autre part, les mots forts, choc, cassure ou solitude, qui sont utilisés pour décrire les conséquences immédiates de la révélation et qui sont sans rapport avec les faits. Non seulement le réel est supplanté, mais il est même effacé, car nommer le réel d'un individu fait qu'il devient pour lui sa réalité. Il n'y a de réel pour une personne que celui qui a transité par son psychisme. À la limite, cette conversion mentale rend le réel irréel et fait que seule la réalité devient réelle. Ces digressions sur réel et réalité sont là pour montrer qu'il est fondamental, dans ce temps autour de l'annonce, que le médecin écoute ce que le malade dit qu'il vit et ne s'arrête pas à ce qu'il voit que le malade a.

Il est donc bien ici question de réalité, et c'est une épreuve car l'objet santé est perdu. Réalité d'autant plus éprouvante qu'il n'y a pas d'espoir de retrouver l'objet perdu. Le patient aura à faire face à la maladie, compagne spécialement hostile puisqu'elle agira négativement en dégradant, et son dehors, son corps par les douleurs et les déficiences qu'elle provoque, ce corps qui est sa réalité physique, et, par la souffrance qu'elle apporte, son dedans, sa psyché, sa réalité psychique.

Sans aller jusqu'à les tuer, comme c'était le sort réservé dans la Grèce antique aux messagers de mauvaises nouvelles, il est compréhensible que les patients aient des reproches à adresser au médecin annonceur qui est pour eux la représentation de leurs représentations. La projection des affects liés à celles-ci peut être si forte qu'il peut arriver dans certains cas que celui qui annonce la maladie soit considéré comme le responsable de tous les maux qui lui sont liés. Comme si en la nommant, tel un sorcier, il la créait. Car les paroles du médecin, au cours de l'annonce, vont effondrer « l'aire d'illusion » que le malade avait mise en place

« entre le dedans et le dehors pour rendre ce dernier acceptable [5] ».

Apprendre que l'on a une maladie incurable, c'est apprendre que l'on a perdu la santé. L'épreuve de réalité s'inscrit dans une situation de perte d'objet. Dans un apparent paradoxe, cet objet n'existe qu'en disparaissant. Ainsi que l'écrit Canguilhem : « Le bien-être étant simple conscience de vivre n'est pas ressenti [6]. » La santé est donc indéfinissable et sa représentation naît de sa privation. La santé peut être comparée à un objet, mais c'est alors un objet analogue au premier objet qui apparaît comme tel à l'enfant, en l'espèce le sein nourricier. C'est seulement lorsque le sein lui est retiré, que l'enfant prend conscience que ce sein qu'il cherche n'est pas une partie de lui même, mais qu'il est un objet. C'est à partir d'une telle observation que Freud a pu écrire métaphoriquement pour parler de la perte d'objet que « le sein naît de l'absence de sein [7] ». De la même façon, l'idée de santé naît avec la maladie.

Lorsque des patients ou des parents ont la révélation de leur maladie ou de celle de leur enfant, la détresse entraînée par cette perte d'objet est bien déterminée par la dynamique du passage de l'état de santé à

---

5. Winnicott D.W., *De la pédiatrie à la psychanalyse*, Payot, 1969.

6. Canguilhem G., *Le normal et le pathologique*, Galien, Gallimard, p. 87.

7. Freud S., *Trois essais sur la sexualité*, 1905, Gallimard, coll. « Idées », 1968.

celui de maladie. Le changement d'état se fait au cours de la consultation d'annonce. C'est dans ce passage brutal du « normal » au « pathologique » que se joue tout le drame. Changement tellement mal vécu que, pour certaines personnes, la maladie incurable apparue dès la naissance semble devoir être plus supportable que celle qui survient plus tard dans la vie. Ainsi l'exprime une femme de quarante ans qui a appris sa maladie à vingt ans. Comparant sa vie à celle de personnes malades depuis la naissance, elle fait remarquer : « C'est bien plus pénible pour nous, parce que, eux, ils n'ont pas connu la vie normale. »

L'objet qui vient d'être perdu est plus un objet fantasmatique qu'un objet réel. Regrouper sous un nom l'ensemble des troubles que le malade présente revient à matérialiser la gêne qu'ils lui procurent. L'annonce ne bouleverse pas le réel, mais elle brise les projections fantasmatiques. Sortant de l'entretien, le patient, comme Ruy Blas, voit ses « rêves éteints, visions disparues[8] ».

Cette perte d'objet va être la source d'affects et d'émotions variés et tumultueux qui relèvent tous d'une démarche de deuil. En effet, l'annonce d'une maladie grave montre que la bonne santé est perdue. Celle-ci est vécue comme la perte de l'objet « santé » chez l'individu qui l'entend. Comme toute perte d'objet, elle plongera les gens dans un processus de deuil. Perte d'objet vraie,

---

8. Victor HUGO, *Ruy Blas*, acte V, scène I.

puisque la maladie ne va pas guérir ; il n'y a donc pas d'espoir de retrouver l'objet perdu. Le deuil aussi sera véritable, car pour qu'il y ait deuil, il faut avoir noué des liens affectifs avec l'objet perdu. L'intensité d'un deuil est proportionnelle à l'intensité des liens qui existaient entre le sujet et l'objet perdu. Faibles, mais existants, à propos d'une voiture ou d'un sac volés, ils sont considérables lorsque c'est notre corps, premier objet libidinal, qui nous lâche. Et de quels liens épais, essentiels feutrages, sont faits les rapports que l'on entretient avec sa santé ou celle de son enfant ! Bien que le deuil ne soit pas un état pathologique, le sujet va se retrouver plongé dans un état – ou une succession d'états – très éloigné de l'état stable. Il est, en effet, inévitable pour quelqu'un qui apprend que lui-même ou son enfant est atteint d'une maladie grave. Il doit être connu, reconnu et surtout pas escamoté.

Le deuil peut être décomposé schématiquement en phases qui, théoriquement, se succèdent. En réalité ce découpage est assez artificiel, le déroulement des phases se chevauche et, surtout, processus fragile d'équilibre instable, il peut se bloquer, parfois définitivement. L'arrêt dans une étape intermédiaire empêchant la reconstruction de liens positifs entre le sujet et son objet.

L'annonce de la maladie – épreuve de réalité – a montré au sujet que son objet – sa santé – n'existerait plus. Cela implique que le malade doit retirer tous les liens affectifs qui le retiennent encore à la personne bien portante qu'il était, ce qui va provoquer un conflit psychique intense.

Conflit, car les étapes qui composent le travail du deuil sont la résultante de deux forces qui s'affrontent. Les premières qui visent à maintenir par la mémoire et par l'imaginaire l'objet en vie en le fantasmant ; les secondes qui, représentant le principe de réalité, rappellent que l'objet aimé n'existe plus. Que par conséquent, le sujet doit se détacher de ses illusions pour investir le nouvel objet qui, lui, fait bien partie du monde réel. Au cours des phases successives du deuil, l'équilibre va se déplacer, étant en faveur de l'irréel et de l'irrationnel au début, pour aboutir à la victoire complète, ou presque, du réel si le travail du deuil a pu s'effectuer totalement. Mais il est bien rare que la victoire du réel soit entière, car la plupart du temps, même si la maladie est dite acceptée, elle n'est en réalité que supportée.

Le premier temps du deuil est représenté par le déni. Il peut, on l'a vu, se forger une existence implicite bien avant l'annonce. Celle-ci lui redonnera alors une nouvelle jeunesse. Quoi qu'il en soit et, face à la réalité écrasante de l'annonce, « s'élève, selon Freud, une rébellion compréhensive ». C'est une véritable démarche hallucinatoire du désir qui se développe, visant à maintenir présent l'objet perdu. Lorsqu'elle est intense, le sujet peut en venir à nier massivement la réalité. Cette attitude a dès lors pour but de maintenir l'espoir chimérique d'une guérison possible. C'est aussi une réaction qui se développe très rapidement. Ainsi une jeune femme s'écrie : « C'est pas prouvé, puisqu'ils n'ont rien trouvé. » Or, dans son cas, le diagnostic reposait sur la clinique et l'anamnèse. Les examens complémentaires n'étaient pratiqués que pour éliminer une hypothétique autre affection. Mais elle a utilisé ces éléments négatifs du dossier pour asseoir et alimenter son déni.

Ce déni, qui explose en parade à l'insupportable nouvelle, peut avoir des intensités différentes. Chez les malades dont les troubles évoluent longtemps avant qu'un diagnostic exact ne soit porté, il est souvent peu structuré, avec des contours flous. Il est aussi très changeant. Il s'érigera sur des bases moins certaines que celui qui se bâtit lors de l'annonce. Celui-ci s'échafaudant sur la dureté de roc des paroles entendues, qui sont de solides affirmations, sera bien difficile à vaincre. Ainsi, chez certaines personnes qui viennent d'apprendre brutalement leur maladie, le déni est si fort que toute représentation de la maladie est intolérable. L'annonce diagnostique, vécue comme une agression majeure, les plonge dans un état de panique. Ils se défendent alors en tirant sur tout ce qui bouge. Leur agressivité visera tout d'abord les soignants, et en premier lieu les médecins, tenus pour responsables de leur entrée dans le malheur. Mais elle concerne aussi l'entourage familial, les parents étant en première ligne, surtout s'il s'agit d'adolescents.

Parfois cependant, et même après une découverte brutale, le déni est larvé, il prend alors une apparence plus légère. Se manifestant par une banalisation de la situation, il risque d'être ignoré. Ceci serait tout à fait regrettable car la banalisation, lorsqu'elle survient très rapidement après l'annonce, ne doit pas être vue comme l'amorce de l'acceptation de la situation mais bien plutôt comme le signe d'un refus du réel. Refus d'autant plus pernicieux que réel et réalité peuvent cohabiter un certain temps, bien que s'éloignant de plus en plus l'un et l'autre avant qu'ils ne s'affrontent. L'affrontement retardé sera alors des plus violents.

C'est dans cette période de déni que l'on va voir les malades multiplier les consultations, cherchant de médecins en médecins les paroles qu'ils veulent entendre. Ils sont dans un état d'esprit qui fait d'eux la proie des charlatans et des guérisseurs. Toutes leurs démarches, tous leurs efforts sont dirigés vers la recherche des paroles qui leur apportent soit l'espoir d'une guérison, soit la négation pure et simple de la maladie. Et c'est peut-être parce que, au moment de l'annonce, une petite fenêtre d'espoir n'aura pas été entrouverte que des gens se refermeront hermétiquement et se détourneront de la médecine classique.

À propos des maladies graves, ou handicapantes, puisqu'il s'agit de la même chose, il faut se demander s'il n'y a pas un risque de voir se développer à leur sujet un déni collectif. Ainsi, l'intégration sociale des personnes handicapées ne devrait pas se faire en gommant, en escamotant leurs besoins spécifiques. Il est absolument nécessaire que la personne malade, handicapée, soit reconnue en tant que telle. Son intégration dans la société est indispensable pour que celle-ci reste tolérante dans ses variétés et donc équilibrée. Mais elle n'est valable que si elle passe d'abord par la reconnaissance de la différence. Ensuite, celle-ci doit être acceptée et non pas masquée. Si la déficience est dissimulée, l'intégration sociale des individus concernés est un leurre qui cache en réalité le désir de la collectivité de nier le droit de vivre différent. Une telle attitude aboutit à un rejet implicite des handicapés, considérés comme faisant partie d'une minorité qui dérange.

Lorsque la personne franchit ce mur du refus massif, soit naturellement, soit sous la contrainte des symptômes qui augmentent, elle passera à la phase suivante du deuil qui est celle de l'association culpabilité-dépression. La culpabilité alimentant la dépression qui, elle-même, renforce le sentiment de culpabilité. Le réel surgit dans toute sa réalité. Et ce réel écrase, épouvante. Assez insidieusement, le patient se sent de plus en plus fautif de ce qui arrive. Pour qu'une semblable catastrophe soit possible, il faut qu'il soit bien coupable. Mais alors que dans le temps du déni, l'annonceur est tenu pour responsable, explicitement ou implicitement, et, par conséquent, endosse la culpabilité de ce qui survient, les griefs sont maintenant retournés contre soi. C'est à cette phase que s'accumulent sur le malade et plus encore sur les parents de l'enfant les reproches les plus sombres et les plus injustifiés.

C'est alors que l'on se repent de ne pas avoir consulté plus tôt, que l'on dit être un poids pour les autres, étant inutile à tout et, en tout cas, plus bon à rien. À ce moment, vont se développer les pernicieux sentiments de honte. Et commence une phase dépressive assez inévitable. En fait, elle est des plus souhaitables, étant l'indispensable amorce du travail du deuil. Comme telle, il faut la laisser s'exprimer. Mais elle ne doit pas s'installer, s'expanser, transformant l'état dépressif réactionnel en véritable dépression. Celle-ci, se marquant par une perte de l'estime de soi et une incapacité à agir, sera plus difficile et plus longue à traiter. Empêchant le travail de deuil de se poursuivre, elle nuit ainsi indirectement à la prise en charge par le malade de son nouvel état.

L'accumulation de reproches se fait d'abord contre soi au cours de l'état dépressif, puis il va se retourner sur les autres avec le développement d'un ressentiment. Pendant un certain temps, il y a un va-et-vient permanent entre les affects dépressifs et ceux qui relèvent du ressentiment. Si les choses progressent normalement, ces derniers finissent par l'emporter. Le sujet amorce une réaction positive en manifestant de l'hostilité. Celle-ci est la marque de la frustration de tout ce que le malade ne peut plus faire. L'hostilité se manifeste vis-à-vis de n'importe quoi mais est fréquemment tournée contre les soignants responsables de lui. C'est par ailleurs bien souvent à ce stade que l'entourage, du moins l'entourage familial, prend conscience de son implication dans la maladie. Celle-ci change en effet la donne dans la vie des plus proches membres de la famille. La maladie, avec les contraintes imposées, leur distribuera une part du handicap à venir : plus de fatigue, moins de sommeil, moins de temps libre et celui-ci, restreint dans ses possibilités. Bien que les manifestations hostiles des patients soient difficiles à supporter pour l'entourage, il est néanmoins important que ces derniers puissent exprimer leurs récriminations, car leur traduction en mots, seule, leur permettra de les dissiper.

Les accusations et plaintes s'épuisant, viendra alors l'étape de la négociation. Pour s'adapter à la nouvelle réalité et éloigner les forces toujours vives qui rappellent combien elle est éprouvante, le sujet adopte des attitudes de surcompensation. Il se met à déployer beaucoup d'énergie pour entreprendre et développer des actions positives à propos de sa maladie. Entre autres choses, c'est à ce moment que le patient ou ses parents se manifestent pour rentrer en contact avec des associations de malades, souvent animés du désir d'y militer. Mais à ce moment-là l'individu est encore très fragile, il ne faut donc pas se leurrer sur ses capacités d'investissement dans un travail associatif. Elles sont faibles et le malade a davantage besoin d'être soutenu que d'être un leader, même petit. Ce n'est pas le moment de lui confier un rôle trop prenant. Il n'a pas atteint l'équilibre psychologique qui tend à lui faire accepter sa maladie. C'est donc avec la plus extrême douceur que l'on repoussera une demande de participation trop précoce. Un échec dans celle-ci pourrait le faire retomber dans une étape précédente : ressentiment ou dépression, retardant ainsi la progression du deuil.

Cette phase de négociation avec attitudes de surcompensation, bien que fragile, marque le début d'un processus de sublimation qui aboutira à la dernière étape qui est celle de l'accommodation. Le patient, les parents ne reviennent pas à l'état antérieur. Ce n'est pas non plus une acceptation. C'est un compromis qui s'établit entre ce qui aurait pu être et ce qui est. Compromis d'autant plus réussi que l'on parvient à valoriser le réel pénible. Sera très importante alors la collaboration de l'entourage s'il se montre positif et constructif. La statue de tous les devenirs passés doit être brisée et non pieusement vénérée. Les contours d'une autre seront projetés par la famille qui recentrera sur des zones lumineuses chaque ombre montrée par le patient. Par ce travail collectif, la maladie dans toutes ses réalités est alors supportée et non pas subie. L'enfant vrai ne sera plus associé dans le cœur des parents à l'enfant rêvé. Et lorsque le patient adulte parviendra à se projeter dans un avenir intégrant sa maladie, alors, le temps du deuil sera terminé. Leur vie sera une renaissance.

S'il n'y avait qu'une perte d'objet, la blessure resterait relativement bénigne, ou du moins elle aurait quelques chances de guérir avec le temps ne laissant que des cicatrices peu profondes. Car dans toute perte d'objet, il y a une distance, parfois minime mais toujours présente entre le sujet et l'objet. Mais, apprendre que l'on a une maladie, c'est aussi apprendre que l'on est malade. Ce passage incontournable du verbe avoir au verbe être est déterminant. Il n'y a plus de distance. L'être tout entier est envahi, blessé. La maladie va toucher à l'« Idéal » directement... toucher au « Moi [9] ». Ainsi que l'écrit un médecin, malade lui-même : « Le malade doit non seulement reconnaître le manque, mais encore se reconnaître comme lieu de ce manque [10]. »

Au-delà de la perte d'objet, la blessure organique qu'est le démasquage d'une maladie grave, va provoquer une inévitable blessure narcissique. Blessure profonde et absolument constante. Dans certains cas, comme dans les infirmités motrices cérébrales, blessure organique et blessure narcissique sont totalement intriquées [11]. Et parce qu'un enfant, à plus forte raison un fœtus, est pour les parents la chair de leur chair, ceux-ci endosseront totalement la blessure. Avec l'annonce va se projeter, s'introjecter, une image négative du malade. Et, pour les parents, leur enfant est malade en eux. Le patient, les parents sont attaqués, amoindris, dévalués par l'annonce de la maladie. Celle-ci, telle une colonie de termites opiniâtres, va ronger leur moi jusqu'au cœur, jusqu'à l'« Idéal ».

La rupture de l'équilibre narcissique est inévitable car le surmoi continue d'exister, aussi fort. Il maintient ses exigences, ses reproches. Non seulement il les maintient, mais souvent il les renforce obligeant sa

____

9. GUILLAUMIN J., « Honte, culpabilité et dépression », *Revue française de psychanalyse*, 1973, 983-1006.

10. FISLEWICZ P., « Le handicapé moteur et la société », thèse de médecine, Paris, 1967, p. 23.

11. COVELLO A., MIGNARD E., DU PASQUIER A. & L'HÉRITEAU, « Blessure organique et blessure narcissique », *Psychiatr. Enfant*, 1973, p. 381-466.

marionnette à faire ceci, à faire cela, pour lui prouver qu'elle n'est pas malade. C'est ainsi que certains patients persistent à vouloir s'imposer des performances qu'ils ne peuvent plus soutenir. Attitude des plus pernicieuses pour eux, car elle reçoit généralement l'approbation de l'entourage. Alors que celui-ci devrait, au contraire, les encourager à abandonner ces comportements source d'échecs, leur montrant ainsi que leur déficit est pleinement reconnu et qu'ils les acceptent différents.

Mais la marionnette obéit mal, un de ses fils est définitivement coupé. Et quand les barrières du déni tomberont, minées par les termites insatiables, le « Surmoi » insatisfait et toujours aussi impitoyable fera alors le lit de la culpabilité. Celle-ci s'amplifiant mènera à la dépression. Si le couple culpabilité-dépression peut apparaître, c'est parce que la blessure narcissique sécrète de la honte. Les malades adultes expriment très nettement ce sentiment, mais seulement lorsqu'ils sont précisément interrogés là-dessus. C'est le propre de la honte de chercher à rester enfouie. Un patient répond ainsi à la question : « Je vis ma maladie cachée, une honte... oui, une chose que j'essaie de cacher. »

Ainsi encore, ceux dont la maladie aura évolué un certain temps avant la consultation où ils apprendront son nom tourneront tous leurs efforts pour que rien ne transparaisse si des signes visibles existent déjà. Les grands enfants et les adolescents ne prononcent pas ce mot de honte ; mais ils en expriment très fortement l'idée, lorsqu'ils racontent, par exemple, qu'ils ne vont plus à la piscine pour que les copains ne les voient pas en maillot de bain ou qu'ils inventent mille prétextes pour ne pas aller en récréation. Alors, l'annonce de la maladie, dans ce domaine, va complètement à l'encontre de tous ces efforts de secret. Un malade l'exprime bien en s'écriant : « C'est quand même quelque chose que j'ai toujours caché, que j'essaie de cacher et voilà que, comme ça, ouvertement, tout est dévoilé ! »

Car la honte se renforce dans le regard des autres ou le regard que le patient prête aux autres. Moins le moi supporte son nouvel état de malade déclaré, plus la honte s'accentue. Une femme qui n'a absolument pas supporté d'apprendre sa maladie, raconte : « Maintenant, j'ai peur de marcher parce que je me complexe ! On me regarde, on va dire : mais qu'est-ce qu'elle a ? Elle n'est pas vieille ! » Chez cette patiente, ses complexes sont bien apparus à partir du moment où ses difficultés ont reçu un nom, car elle ajoute : « Auparavant, je me déhanchais sans y penser. »

L'annonce du diagnostic, qui signe l'entrée dans la maladie, va ruiner « l'Idéal du Moi ». Normalement celui-ci flatte le « Moi » en lui soufflant des idées mégalomaniaques auxquelles ce dernier répond par l'amour qu'il se porte. Les manifestations de cet « Idéal » nous habitent tous. Elles peuvent aller des prétentions les plus basiques, comme celle d'arriver à se lever le matin, aux plus démesurées et insensées, comme celle de s'emparer du pouvoir et d'être le chef sans partage de tout un peuple. Entrant dans la maladie, le sujet s'aperçoit qu'il ne pourra plus répondre à la demande de son « Idéal ». Il est soudain submergé par un sentiment d'indignité. Des racines de la honte se déploieront les affects du deuil, ceux-ci s'entremêlant plus qu'ils ne découlent les uns des autres. Lorsque le patient apprend sa maladie, sa blessure narcissique et son sentiment de perte d'objet sont si proches, si intimement liés que le travail du deuil doit être bien engagé ou terminé pour que puisse apparaître supportable un « Moi » différent.

L'ENTOURAGE

Sur la famille, l'annonce d'une maladie grave a l'effet d'une boule lancée dans un jeu de quilles. Cette image montre que les répercussions sont inévitables sur tout l'entourage, mais principalement sur la famille nucléaire. Traiter des conséquences d'un tel acte sans envisager quelles peuvent être les réactions de l'entourage du malade à la découverte de cette nouvelle serait occulter le rôle des proches, rôle important voire primordial lorsqu'il s'agit des parents d'un enfant atteint. En effet, une maladie chronique ou une malformation sont appelées à faire partie du quotidien de celui qui en est atteint. Ceci durant au moins de longues années, s'il existe un espoir de trouver un traitement curatif ou, dans les autres cas, pour toute sa vie. Il est donc bien évident que cette annonce, l'entourage familial va devoir l'apprendre, l'assimiler et la supporter.

L'implication de l'entourage est immédiate et d'autant plus forte que les rapports affectifs avec le patient sont plus serrés. Les liens d'attachement d'un sujet s'inscrivent autour de lui en une série de cercles concentriques. Sur ces cercles gravitent tous ceux qui ont des liens avec lui. Le plus proche est formé par les parents, s'il s'agit d'un mineur, et les conjoints ; ce sont encore, mais déjà un peu plus éloignés, les enfants majeurs si le malade est une personne âgée. Sur le deuxième cercle, naviguent en une orbite plus lâche les frères et sœurs. Enfin, un peu plus lointain, dans une sorte de nébuleuse faite de personnes à des distances variables, tourne le reste de la parentèle à laquelle peuvent s'adjoindre les amis. Ce schéma n'a qu'une valeur générale ; il s'applique rarement tel quel à un individu donné. Ainsi, un frère, une tante, un ami peuvent être pour certains plus proches que les parents ou un conjoint. En pratique, dans l'organisation de la société occidentale actuelle, une maladie grave, surtout lorsqu'elle n'est pas héréditaire, concerne essentiellement les membres de la famille nucléaire. Ici seront donc envisagées les seules réactions des parents et de la fratrie, lorsque la maladie concerne un mineur ; des conjoints et des enfants, lorsque la maladie survient à l'âge adulte.

Selon l'âge de l'enfant, la place de ses parents sur les cercles relationnels va varier quelque peu. Le schéma est pris en défaut lorsque la nouvelle est faite dans la période périnatale, l'enfant n'étant alors vécu que comme rêves et totipotence. Qu'il soit nouveau-né, ou, *a fortiori*, fœtus, les parents, face à cette situation d'annonce, ne se contentent pas de graviter autour de lui, même en un cercle très petit, très serré. Alors, la proximité parentale va bien au-delà de la fusion. Il y a une véritable substitution d'identité. Ici, le malade c'est les parents. L'enfant n'est que le lieu support de la maladie vécue par les parents. Devenus bien autre chose que l'entourage affectif, ils endossent intégralement la maladie et sont en eux-mêmes malades à travers et pour leur enfant. Consciemment souvent et inconsciemment toujours, les parents projettent dans leur enfant à venir ou tout neuf ce qu'ils souhaitaient pour eux-mêmes et qui s'est imparfaitement ou pas du tout réalisé. Celui-ci est donc porteur d'espérances parfois grandioses. Ce qui s'annonce ruine tout.

Il y a donc un immense contraste dans cette situation d'annonce entre l'état d'esprit des parents et celui de l'enfant, car un fœtus, un petit enfant ne se sent pas, ne se sait pas amoindri, potentiellement incompétent. Il est bien montré depuis Winnicott, qu'un enfant n'a pas conscience de sa déficience en tant qu'anomalie [1]. Pour lui, ce qui existe, ce qu'il vit est normal. Ignorant les comparaisons, n'ayant pas les valeurs normatives de ses parents, il ne perçoit donc pas spontanément de lui-même sa différence, ou, s'il la perçoit devenant plus âgé,

---

1. WINNICOTT D. W., *De la pédiatrie à la psychanalyse*, Payot, 1969.

elle ne le gêne pas. Il pourra se développer avec un « Moi » non perturbé si sa personne est acceptée telle quelle par ses parents. Il ignore en effet ce qu'il représente pour ses parents, de quelle mission ils l'ont déjà investi. Les marques d'affection, à côté de la nourriture, sont les seules choses qu'il réclame de ses parents. Le fossé est donc profond entre ce que ressentent les parents et l'absence de ressenti de l'enfant ; les premiers souffrant d'une maladie qu'ils n'ont pas et le second vivant une maladie dont il ne souffre pas.

Ceci est parfaitement vérifié dans le cas des malformations et des affections indolores. En effet, si ce dont le nouveau-né ou le petit enfant est atteint ne lui procure pas de douleurs, tout va bien. C'est en le soumettant à des affects et des comportements qui sont autant de réactions ou de compensations à leur frustration, que l'enfant développera un déséquilibre de son moi. En découvrant, à travers le regard, la voix et les attitudes de ses parents, il prendra conscience que quelque chose ne va pas, ou a changé, s'il a déjà un peu vécu. La porte est alors ouverte à l'angoisse, le questionnement inexprimable se transformant en détresse. Pleurs, insomnie, perte de l'appétit et du poids en seront alors les manifestations. Cette absence de conscience que l'enfant a de sa déficience est une notion capitale qu'il est nécessaire d'expliquer aux parents dès qu'on leur apprend sa maladie. Elle sera à répéter souvent, en insistant bien sur le fait que leur attitude immédiate est déterminante dans la façon dont l'enfant intégrera progressivement ses manques et ses difficultés.

Plus tard, lorsque l'enfant a grandi, il est encore bien souvent éclipsé. La maladie, même bénigne, est vécue comme un attentat contre l'intégrité maternelle. Combien de mères ne disent-elles pas à leurs collègues de travail : « il M'a encore fait une otite », ou : « Elle a pleuré toute la nuit, je crois qu'elle va ME percer une dent. » Lorsqu'ils amènent l'enfant en consultation, les parents, en fait la plupart du temps la mère, parlent pour lui. Et ceci, parfois même lorsqu'il s'agit d'un adolescent. La mère parle, expliquant ce qu'il a, ce qu'il n'a pas et, surtout, les difficultés, la souffrance. Il faut alors bien entendre qu'il s'agit de la souffrance de la mère, des parents. La consultation se déroule trop souvent comme si ceux-ci venaient voir un commissaire priseur pour faire expertiser une potiche, certes précieuse, mais quand même seulement potiche. L'enfant « est parlé[2] ». Même lorsqu'il est en âge de s'exprimer, un dialogue s'instaure entre le médecin et les parents, là encore, la mère essentiellement.

Si l'enfant est interrogé directement par le médecin, de façon souvent superficielle et pateline, il reste muet ou répond par monosyllabes, sentant bien qu'il ne lui est reconnu aucune aptitude à parler de sa santé. Quoi qu'il en soit, ici, le vécu de l'annonce de la maladie peut cependant paraître plus simple. L'enfant vit depuis un certain temps sous les yeux des parents. Ceux-ci sont davantage dans le concret. Mais une bonne partie des

____

2. RIMBAULT G., « La communication entre pédiatre, enfant et famille », *Prévenir*, XI, 1985, p. 33-38.

rêves dont il est revêtu vont s'évaporer. Tous, même ceux qui n'ont pas lieu de l'être. C'est une véritable descente aux enfers qui s'ébauche, surtout chez les parents qui pensent avoir la totale maîtrise de la destinée de leur enfant. Ils ne pourront accepter cette donnée qui bouleverse leurs plans, leur retire leurs illusions de toute-puissance.

Il faut souvent attendre l'adolescence pour que cesse la surfusion mère-enfant ou parents-enfant. C'est même à un couple en plein conflit, en pleine désunion que le médecin va souvent avoir affaire. Annoncer que le jeune est porteur d'une maladie grave modifie tous les paramètres du conflit. Il est difficile de prévoir si celui-ci va se retrouver aggravé ou aplani. Ce qui est sûr, c'est que cette nouvelle donne sera utilisée à plein par chacun des deux camps. Même lorsque la vie paraît se dérouler sans heurts, la maladie, en touchant le jeune à un âge où il est particulièrement fragile et instable, rendra plus difficiles les relations avec ses parents. Dans tous les cas, la nomination de la maladie va être le cristal salin jeté dans une solution de même nature à saturation. Comme sur lui, s'agrégeront à la maladie pensées et comportements, bouleversant la vie relationnelle familiale. Dès ce moment, souvent pour longtemps et parfois de façon définitive, la maladie sera le pivot de l'organisation familiale. Fréquemment, le jeune malade se retranche dans un mutisme hostile qui s'adresse principalement et parfois exclusivement à ses parents, faisant peser sur eux la responsabilité de l'affreuse injustice très fortement ressentie à cet âge.

Lorsque la maladie en cause est un trouble psychotique, le déroulement des choses est très particulier. Ces affections, qui émergent souvent à cette période de la vie, vont rendre ce moment d'annonce un des plus pénibles à vivre. D'abord, parce que les parents comprennent encore moins cet enfant délirant. Voir ce dernier dans cet état peut leur apporter un très fugace moment de satisfaction, leur prouvant qu'ils avaient bien raison de le morigéner, car, ainsi que le répétait un couple de parents : « Ils avaient bien senti que quelque chose n'allait pas. » Aboutir en psychiatrie montre aussi que ces difficultés de caractère, ces troubles comportementaux sont du domaine de la médecine, donc sont une maladie comme une autre. Ce qui fait que, la première fois, les parents quittent le cabinet de consultation un peu soulagés. D'autant plus que leur enfant est souvent hospitalisé, ce qui a toujours un effet apaisant sur les familles après la période de pénibilité aiguë qu'ils viennent de vivre. Mais très vite, ils vont comprendre que ce n'est pas une maladie comme les autres.

C'est une maladie qui fait peur, même à ceux qui la traitent, du moins en France. Pour cette raison sans doute, la schizophrénie, emblème des psychoses, n'est à peu près jamais annoncée. Très vite, dès l'entretien avec le médecin, les parents sont nimbés d'une sourde angoisse et même déjà d'un sentiment de culpabilité. L'attitude de certains médecins est telle qu'ils sortent de l'entretien en se sentant responsables de ce qui arrive à leur enfant. Et l'angoisse s'intensifie très rapidement. Angoisse diffluente car, sans diagnostic précis, ils n'ont aucune piste à suivre. Ils se sentent exclus de tout : de leur enfant qu'ils ne reconnaissent pas, des médecins qui les traitent souvent en gêneurs et de la maladie qui ne leur est pas expliquée. Comme l'évolution alterne entre des périodes d'atteintes sévères entrecoupées de moments de rémissions où la reprise de la vie antérieure est possible pendant un certain temps, les parents vont osciller entre des périodes de déni et de soulagement, avec l'idée d'une possible guérison et des moments d'abattement et d'angoisse de plus en plus profonds.

C'est dans l'usurpation d'identité, dans cette « surfusion parentale » qu'il faut voir la cause, chez les parents, de la blessure narcissique bien plus profonde, bien plus insupportable que s'ils étaient eux-mêmes malades. Ceci est surtout perceptible chez ceux qui vivent leur enfant comme un autre soi-même. Il est une très anodine réflexion, souvent exprimée par les parents, qui permet d'en mesurer l'ampleur : combien d'entre eux, en effet, s'écrient qu'ils donneraient cher pour que la mauvaise nouvelle apprise les concerne eux plutôt que leur enfant. Certes, cela peut être vu comme la marque d'une magnifique abnégation, mais il ne faut pas s'arrêter à cette image un peu saint-sulpicienne. Sous ces regrets exprimés, sous ce désir de sacrifice, se cache peut-être le désespoir de ne pas maîtriser pleinement, comme ils le feraient si eux-mêmes étaient atteints, l'ombre projetée par la maladie sur l'image qu'ils ont d'eux-mêmes dans leur enfant.

Que de désirs inassouvis, de compensation de frustration ne recherche-t-on pas, en effet, à réaliser à travers son enfant. Et voilà que celui-ci ne répond plus, ou ne pourra plus répondre à l'attente parentale. Ainsi se ferment tous les espoirs. Et, bien sûr, dans la période prénatale, le choc est frontal, la blessure immense. Elle est si profondément ressentie et vécue comme insurmontable, qu'elle rend très forte la probabilité d'abandon du nouveau-né. On est bien ici dans la représentation des choses, car les faits prouvent que l'abandon est davantage corrélé avec l'incapacité des parents à surmonter l'idée de la maladie de leur enfant, qu'il ne l'est avec la gravité objective de celle-ci. En sont une preuve les fréquents abandons, déjà cités, de nouveau-nés débarquant malencontreusement avec un simple bec-de-lièvre, alors que sont exceptionnels ceux provoqués par une très grave malformation interne.

L'impact de la blessure narcissique sur les parents se manifeste aussi très nettement dans certaines familles à « l'esprit généalogique ». Là, l'aîné « porteur du nom » est voué comme tel à un avenir qui doit au moins égaler celui du père. Lorsque l'enfant malade est celui qui occupe cette première place, le traumatisme provoqué par l'irruption d'une maladie grave sera ressenti le plus sévèrement par ses parents. En la matière, c'est surtout le père qui se sent froissé. Se rendre compte que son rejeton ne répondra pas à la mission qui lui incombe est pour lui un énorme dépit. N'importe quelle grave atteinte peut être la source d'une telle déconvenue, mais, selon le milieu social, ce sera plutôt une incapacité physique si le père est un manuel et une déficience mentale dans un milieu intellectuel. Dans tous les cas, un brin important de la filiation est coupé. Ces dispositions d'esprit et la déception face à la catastrophe annoncée qui bouche l'avenir provoquent, avec une assez grande fréquence, un rejet de l'enfant. Dans cette conjoncture, à la différence des cas habituels, la blessure narcissique des parents est d'autant plus intolérable que la maladie survient après quelques années d'existence au cours desquelles les espérances mises dans l'enfant ont déjà été bien échafaudées.

L'apparition de cette intruse qu'est la maladie chronique va signifier aussi aux parents qu'ils perdent la maîtrise sur leur enfant, parce que celui-ci, à travers la maladie, va leur échapper en partie. La gageure, surtout si la maladie se démasque autour de la naissance, va être de leur faire admettre un enfant qui correspond si peu à l'image qu'ils s'en sont forgée et de leur faire adopter ce petit inconnu décevant. Au moment de l'annonce, la relative surdité qu'ils auront vis-à-vis du message qui leur est transmis aura pour effet de préserver l'image idyllique de leur bébé. C'est une réaction positive à ne pas perturber, car elle permet aux liens d'attachement de s'installer.

De la même manière que le malade, et, s'il s'agit d'un petit enfant, à la place de celui-ci, les parents vont avoir à effectuer un travail de deuil. Deuil véritable ou quelque chose qui s'en rapproche, car il n'y aura pas de fin apaisante, ainsi que le dit très bien une mère deux mois après avoir appris la maladie de sa fille : « C'est comme un deuil… c'est pas du tout pareil en fait, parce qu'un deuil, le temps arrange les choses, tandis que là, le temps les détruira. » Ce propos, déchirant de tristesse, permet de souligner que les parents sont immédiatement préoccupés par l'avenir de leur enfant. Cette annonce les renvoie à leur vieillesse et à leur mort. S'il est à prévoir, cas très fréquent, un handicap qui ne se rattrapera pas ou s'aggravera, les parents se demandent tout de suite ce que deviendra leur enfant quand ils ne pourront plus s'en occuper. Question d'autant plus justifiée qu'en France les structures d'accueil pour handicapés adultes sont très insuffisantes.

Pour qu'il y ait réaction de l'entourage, encore faut-il que la maladie soit annoncée à son tour aux membres de la famille. Et celui qui apprend la nouvelle, malade ou parents d'un enfant, va devoir très vite décider de la transmettre ou pas. Tout de suite se dessinent les cas bien distincts où la maladie est introduite dans la famille et ceux où elle est tue, cachée à tous ou, au moins à certains de ses membres. Avec l'idée que ce que l'on tait n'existe pas mais aussi parce que l'irreprésentable est indicible. Mais ne pas dire la maladie n'empêche pas que celle-ci doive être vécue. Dans ces familles où il est décidé, en général tacitement, que la question est occultée, où l'on fait « comme si », la maladie est là, souvent bien plus pesante que dans celles où le sujet n'est pas tabou et où elle est intégrée dans la vie quotidienne. C'est souvent dans une annonce trop traumatisante qu'il faut trouver le ferment de cette volonté de secret et de ces attitudes de repli négatif.

Envisageons les cas, heureusement les plus fréquents, où la maladie sera au moins apprise dans le cercle restreint de la famille nucléaire, c'est-à-dire par les ascendants, descendants et collatéraux directs. Introduire une maladie chronique dans une famille revient un peu à faire admettre une personne étrangère dans le cercle familial. Il va falloir apprendre à la connaître, décrypter le langage de ses exigences et accepter de s'y soumettre. Mais aussi la contenir, lui faire respecter les lois du groupe. Bref, tout l'équilibre familial devra être repensé et chacun devra s'adapter.

C'est lorsque la maladie est génétique que les attitudes adoptées par les membres de la famille en réaction à l'annonce de celle-ci sont les plus caractéristiques et les plus intenses. Alors tous, mais surtout les parents, se sentent impliqués dans un rapport direct de cause à effet. Quand une maladie héréditaire est détectée, c'est la barque « famille » qui coule. Car le problème concerne, bien sûr, ceux qui portent la mutation génétique, mais aussi ceux qui ne sont pas atteints. Quand il s'agit d'une maladie acquise, c'est une personne qui bascule hors de la barque, les autres gardant les pieds au sec. Leur position à distance est plus favorable à une relative sérénité et à une aide plus efficace. Cependant, malgré cette différence importante, les attitudes décrites ici, si elles se rencontrent avec toute leur acuité dans les maladies génétiques, peuvent aussi se voir à propos de n'importe quelle affection chronique.

Dans tous les cas, ce sont les parents qui vont accuser les plus intenses perturbations. Être parents à ce moment-là est vraiment très difficile. Alors que tout va à l'encontre de leurs espérances, qu'ils apprennent une nouvelle déprimante à juste raison, il leur est demandé simultanément, pour l'équilibre de tous et en particulier de l'enfant malade, de n'en rien laisser paraître ou alors le moins possible. De trouver quelque chose de positif à cette nouvelle situation créée par cette nouvelle totalement négative.

Une réaction dépressive est presque constamment retrouvée chez les parents, particulièrement intense lorsque la maladie est génétique. Elle est en grande partie la conséquence de la culpabilité qu'ils éprouvent en se sentant responsables de la maladie de leur enfant. Ce sont les mères qui l'expriment principalement, qu'elles soient ou non elles-mêmes atteintes. La responsabilité se manifeste par des reproches plutôt violents qu'elles s'adressent. Une mère elle-même atteinte, s'exclame : « Non, je n'aurais pas fait d'enfant si j'avais su que... » Elle ne termine pas sa phrase. Peut-être ce qui aurait suivi était de l'ordre de l'indicible, blasphématoire. Cette mère était malade, mais celles qui ne le sont pas éprouvent généralement les mêmes sentiments. Ainsi cette femme, qui dit avec une rage mal contenue : « Ce que je sais, c'est que si j'avais eu dans ma tête d'avoir un enfant comme ça, j'aurais pas eu d'enfant ! »

Le drame des mères, même lorsqu'elles ont elles-mêmes à supporter la maladie, est assez bien illustré par cette réflexion de la maman, elle-même atteinte, d'un petit enfant malade : « Le plus grave pour une mère, c'est quand quelqu'un vous dit que vous portez quelque chose en vous que vous pouvez transmettre aux enfants. » Le germe de la culpabilité est là, culpabilité qui se trouvera renforcée lorsque le parent est moins atteint que son enfant. Celle-ci est là aussi quand la maladie est acquise. Les parents trouvent toujours des reproches à s'adresser. Si un tel affect est perçu par le médecin, il est très important que celui-ci le combatte activement, expliquant aux parents que cet état d'esprit entretient leur dépression qui, à son tour, les empêche de s'occuper positivement de leur enfant.

Au-delà de la dépression, la culpabilité va entraîner deux sortes de réactions, en apparence diamétralement opposées, mais qui signifient le même état de détresse chez le parent. La surprotection est la plus fréquente de ces réactions. Se rencontrant le plus fréquemment chez les femmes, elle a bonne presse auprès de l'entourage, ravi de voir combien le petit malade est materné. Les uns et les autres louent le dévouement, l'abnégation de la bonne mère. Peut-être pensent-ils devant ce déploiement de services que c'est toujours cela qu'ils n'auront pas à assumer. Mais cette admiration, en même temps qu'elle marque leur soulagement, les empêche de voir que cette doucereuse sollicitude est l'édredon de plumes qui étouffe le désir de faire disparaître cette monstruosité qu'est l'enfant qui ne répond pas ou plus à l'attente de ses parents. Devant l'énorme culpabilité que développe ce désir qu'ils croient si honteux, les parents redoublent alors de démonstrations d'affection. Malgré cette apparence flatteuse, objet de louanges, ceux-ci ne rendent pas plus service à leur enfant que ceux qui ont la réaction opposée.

Elle se caractérise par une attitude agressive. Morigénant constamment leur enfant, les parents qui se comportent ainsi ont envers lui des exigences consternantes. Cette agressivité, oscillant entre agacement et hargne, peut aboutir à un rejet de l'enfant. Si l'attitude de surprotection est davantage le fait des mères, l'agressivité et le rejet, qui peuvent se rencontrer chez celles-ci, sont plus souvent le fait des pères. Ainsi le père d'un jeune homme handicapé moteur disait ne plus pouvoir supporter son fils et, concrètement, ne lui adressait plus la parole alors qu'ils vivaient sous le même toit. L'attitude de ce père est assez démonstrative du processus d'enclenchement de tels comportements. Il vivait terrorisé à l'idée que la maladie de son fils puisse être héréditaire. Il s'agissait d'une maladie dominante, sa femme ne présentait pas de signes cliniques. Elle avait accepté que l'on recherche la mutation. Cette recherche s'était révélée négative. Implicitement, le père se sentait sans doute concerné par la maladie. Face à celle-ci, il montrait un massif déni préventif. Il a refusé toute consultation et toute recherche génétique. Il a seulement accepté de rencontrer un médecin pour parler de la façon dont il vivait la maladie de son fils. Au cours de l'entretien, le médecin a décelé des stigmates cliniques caractéristiques de la maladie. Il est alors aussi apparu que le père se rendait bien compte qu'il avait transmis la maladie. L'idée insupportable était sans doute que son fils puisse être gravement atteint, alors que lui n'avait aucune perturbation vitale, n'ayant aucune gêne fonctionnelle. L'agressivité profonde vis-à-vis de son fils, qui allait jusqu'au rejet, lui faisant refuser de partager les moments les plus fondamentaux de la vie familiale tels que les repas, était la manifestation de sa culpabilité si écrasante qu'elle était indicible. Sa stratégie de défense lui faisait rejeter tout en bloc, sa maladie, celle de son fils et même, le fils en entier. Devant de telles réactions, qui peuvent démarrer très rapidement, il est évident qu'il faut, dès le moment de l'annonce diagnostique, aborder la question de la souffrance des parents et chercher à les déculpabiliser.

La maladie grave d'un enfant, si elle n'est pas endiguée, canalisée, va inévitablement provoquer des perturbations graves et durables dans la structure familiale. Vis-à-vis des frères et sœurs, la question se pose selon deux points de vue. Le premier observera la place de l'enfant malade parmi ses frères et sœurs. Quand l'attention portée à celui-ci est permanente, quand l'énergie développée pour minimiser ses différences, pour lui faire accomplir une tâche accapare totalement les parents, alors cela risque d'aboutir à un surinvestissement de l'enfant malade au détriment de ses frères et sœurs. L'affection des parents, en principe équitablement répartie, peut ici se trouver déséquilibrée. L'introduction de la maladie est vécue comme un mauvais sort jeté. Partant de là, le jeune malade est considéré comme moins bien doté, donc désavantagé par rapport à ses frères et sœurs du fait de sa maladie. Il recevra, en conséquence, plus de marques d'attention et d'affection. Par ailleurs, la surprotection parentale transforme le jeune malade en éternel « petit » qui aura facilement dans la fratrie la position et le traitement de dernier-né quel que soit son ordre de naissance.

Le second s'intéressera à la place accordée aux enfants bien portants. Dans une famille où plusieurs enfants sont atteints, voire où tous les enfants, sauf un, sont atteints, comme cela peut se rencontrer dans une affection génétique, l'attention devra se focaliser non pas sur les petits malades, qui bénéficient souvent alors de prises en charge exceptionnelles, mais plutôt sur la minorité d'enfants en bonne santé surtout si celui-ci est unique. De la même façon, dans les cas, fréquents maintenant, de familles ne comportant plus que deux enfants, celui qui est bien portant risque d'avoir beaucoup de mal à trouver sa place. Pire, sur lui peuvent s'abattre les reproches que l'on n'ose pas adresser à l'enfant malade. Griefs et brimades incessants seront alors les dérivations de toutes les rancœurs accumulées à propos de la présence de ce dernier.

Sans aller jusqu'à cette extrémité, dans les familles, l'attention des parents est primordialement axée sur les contraintes induites par la maladie. La vie s'organise autour des soins, de la rééducation de ceux qui sont malades. Et l'enfant sain grandit comme une herbe folle dans une ambiance morbide d'où il se sentira passablement exclu. En tout cas, il ne lui sera pas évident de trouver une place. L'enfant malade devient l'enfant de référence. Toute la vie familiale va être organisée en fonction de lui. Lorsqu'ils sont en âge de pouvoir parler de la façon dont ils vivent cette situation, deux attitudes très contrastées se dégagent des discours des frères et sœurs : certains affichent un déni global de la maladie et des perturbations qu'elle peut provoquer. D'autres, au contraire, vivent dans une crainte paralysante d'être également atteints un jour. Ces comportements, qui montrent la force de la maladie chronique, se rencontrent avec constance dans les familles où sévit une maladie héréditaire, mais pas seulement dans celles-ci.

L'annonce d'une maladie grave perturbe hommes et femmes non pas seulement en tant que parents, mais aussi en tant que couple. Ceci fait envisager deux situations selon que ce couple a un enfant malade ou que l'un des deux membres du couple est lui-même atteint.

À propos de l'annonce d'une affection touchant un enfant, une situation malsaine est créée lorsque l'annonce n'a pas été faite aux deux parents en même temps. Celui qui a reçu la nouvelle en premier se considère comme détenteur de la nouvelle qui garde toujours pour lui un parfum de secret. Il cherchera à protéger l'autre d'emblée. Pour cela il dira ce qu'il sait de façon parcellaire ou arrangée dans un sens qu'il juge moins traumatisant. Le risque est grand de voir alors s'installer un déséquilibre dans le couple. On assiste à une modification des rôles : la mère se trouvant trop déprimée, le père se substitue à elle dans ses fonctions maternantes auprès du nourrisson. Ce qui n'est pas nuisible si la mère reprend rapidement sa place. Mais plus fréquente et plus grave est la formation d'une dyade serrée mère-enfant avec un délaissement du père. La maladie va être introduite comme un coin et modifiera tout dans l'organisation du couple et le fragilisera.

En tant que membres d'un couple où l'un est atteint, hommes et femmes ont face à l'annonce de la maladie de l'autre des comportements très différents, au moins de façon majoritaire. Les hommes ont une grande répugnance à parler de la maladie. En règle générale, celle-ci les panique, les terrorise. Que ce soit la leur, mais aussi celle de leur compagne, de leur enfant. Aussi, lorsqu'ils acceptent de parler sur le sujet, ce qui n'est pas fréquent, ils banalisent ou même se mettent à distance. Ainsi, une femme qui vient d'apprendre le diagnostic de sa maladie génétique et qui en fait part à son mari reçoit en retour un commentaire froid, très détaché : « Ça fait partie de toi. » Après un silence, il lui précise qu'il ne se sentira concerné que si « ça peut aller sur les enfants ». Il n'est pas inutile de souligner combien cette phrase montre la gravité de l'impact de l'hérédité. Et en effet, « ça, c'est la chose qui l'a le plus dérangé », précise la patiente sur un ton d'amertume. Les hommes accompagnent très rarement leurs femmes dans les consultations. Il semblerait que, à moins de porter une blouse blanche, l'hôpital ne soit pas un lieu fréquentable pour eux.

Il en va tout différemment des femmes. La maladie réveille en elles une sœur de charité et une assistante sociale. Bien évidemment en première ligne quand il s'agit d'un de leurs enfants, elles sont aussi très actives lorsque la maladie touche leur conjoint. Elles l'accompagnent très souvent en consultation et d'emblée manifestent le désir de participer à un éventuel aménagement de la vie de leur partenaire. Elles adoptent une attitude très maternante qui, si elle traduit la compensation de manques dans la vie du couple, peut être négative car équivalant à une revendication masquée.

MALADIE HÉRÉDITAIRE !

Ce titre est assorti d'un point d'exclamation car apprendre que la maladie qui l'atteint est héréditaire fait entrer l'individu dans l'abomination des abominations.

Un tel exergue peut paraître choquant alors que, actuellement, il est plutôt question de faire « échec à la fatalité génétique [1] ». Les découvertes de la génétique moléculaire, largement diffusées dans les médias, sont présentées comme devant être source de progrès pour l'humanité. Ceci est, en tout cas, le but proclamé par les chercheurs et les médecins qui se consacrent à ce sujet. Il est probable que l'affirmation d'un tel but va aller en

____

1. LE NÉDIC J., « Échec à la fatalité génétique », *Santé*, 1985, 259, p. 10-12.

s'accentuant parallèlement aux progrès extrêmement rapides dans la connaissance du génome humain qui laissent prévoir d'ici peu l'établissement de la cartographie complète des chromosomes.

Cependant, s'il est des domaines où les progrès scientifiques ne sont pas seulement porteurs de progrès, les découvertes sur la génétique humaine sont de ceux-là. Ainsi, les maladies liées à l'hérédité demeurent et même, conséquence de ces connaissances nouvelles, le nombre de celles qui sont identifiées s'accroît. En effet, les découvertes récentes montrent que des pathologies dont la cause était jusque-là inconnue, sont à rattacher à une anomalie héréditaire. Or apprendre que l'on est atteint d'une telle maladie est bien plus que choquant ; c'est une connaissance qui provoque un chamboulement analogue à celui qu'apporterait un raz de marée. Raz de marée, car ce petit mot « génétique » va tout bouleverser là où il passera, non seulement chez le malade, mais aussi dans toute sa famille. La nouvelle est des plus ravageuses : explosant comme une grenade, elle atteint bien d'autres personnes que le malade. De plus les connaissances scientifiques récentes n'ont pas encore réussi à faire passer les peurs séculaires et les malédictions qui s'attachaient à ces maladies que l'on voyait se reproduire, voire s'aggraver, dans une famille de génération en génération.

Ce qui délimite le champ d'une maladie héréditaire, c'est sa capacité à être transmise d'une génération à l'autre. Son origine repose sur une modification chromosomique puisque, chez tous les êtres vivants, les chromosomes sont le vecteur de l'hérédité. Ces derniers sont composés de bases puriques ou pyrimidiques, appelées « bases » parce que la composition de ces molécules leur confère, à l'état pur, un pH fortement basique. Liées à un sucre, le désoxyribose, et unies par l'intermédiaire de groupements phosphate, elles donnent les acides désoxyribonucléiques (ADN) dont deux brins, associés à des molécules d'« emballage », forment un chromosome. L'agencement de ces deux brins d'ADN peut être comparé à une fermeture « Éclair » où les dents seraient des bases. Chaque base d'une des deux branches s'accroche à celle qui lui fait vis-à-vis parce qu'elle a une structure complémentaire de celle-ci. L'ensemble de ces ADN peut être comparé à un dictionnaire renfermant tous les mots qui seront à l'origine ici, non pas d'une langue, mais d'un être vivant.

Les mots de ce dictionnaire s'appellent des gènes. Ils sont eux-mêmes formés de lettres que sont les bases. Dans l'alphabet génétique, il n'y a comme signes que quatre bases différentes, ce qui est très peu. Mais les mots ne se forment pas, et ne sont pas lus, lettre par lettre, mais par syllabes composées d'un ensemble de trois bases, appelé triplet. Chacun de ceux-ci pouvant être agencé différemment et répété, le vocabulaire obtenu est d'une richesse infinie. Un gène est donc une succession de triplets de bases. Les cellules reproductrices, ou gamètes, ne contiennent que des demi-paires de chromosomes. Ainsi, au moment de la fécondation, la nouvelle association avec les demi-paires de chromosomes de l'autre gamète permettra la néoformation d'un individu possédant des chromosomes stables en nombre, n paires, mais différents en qualité, ce qui en fera un être unique. Une séquence de triplets de bases donnera naissance par un processus de traduction à une protéine de structure ou de fonction. Les interactions de milliers d'entre elles aboutiront à ce qu'un individu aura des mains à cinq doigts et une couleur d'yeux particulière. Également, dans une certaine mesure, à côté des facteurs environnementaux, elles influenceront nos pensées et nos comportements.

Comme dans une langue où un mot mal orthographié est incompréhensible et débouche sur une phrase dont le sens est erroné, dans une maladie héréditaire, la mauvaise écriture d'un gène est à l'origine de celle-ci. La modification porte sur sa composition qualitative ou quantitative dans l'agencement et le nombre de bases. On dit qu'une mutation est apparue. Parler de mutation revient à dire qu'il y a eu un changement dans la structure du gène par rapport à sa composition habituelle. Par une déduction abusive, cette forme habituelle est considérée comme la forme normale. Il y aurait donc des êtres génétiquement normaux et d'autres qui ne le seraient pas.

Introduire en génétique une notion de normalité est une idée fausse qui est de surcroît très dangereuse. Notion fausse, qu'un exemple un peu extravagant peut illustrer : l'être humain est un bipède pensant. S'il en est un qui naît avec un corps de mille pattes, mais raisonne comme Einstein et parle comme Bossuet, n'est-il pas pour autant un être humain au même titre qu'un superbe « top model » qui ne peut émettre deux idées ? Avec son corps bizarre, il est anomal, mais pas anormal. En génétique, il n'y a pas de norme. Il n'y a pas une valeur moyenne qui serait la normale avec une marge de variations acceptables, ceux qui en sortiraient étant anormaux. Il n'y a que des valeurs différentes les unes des autres. Chacun de nous est un mutant pour l'autre. Non seulement nous sommes les fruits d'un nombre illimité de recombinaisons de bases, mais en plus, ces bases sont l'objet de mutations. Cet ensemble fait l'infinie diversité et la richesse des êtres vivants.

Parce qu'elle ne fait parler d'elle que lorsqu'elle débouche sur une maladie, une mutation est associée à l'idée de défaut et de tare. C'est un tel raisonnement qui fait le lit de l'eugénisme. Cette théorie ne tient que si l'on décide qu'il y a des caractères héréditaires qui sont meilleurs que d'autres. Elle est très dangereuse parce qu'elle peut se répandre aisément étant à la fois simpliste dans ses moyens et bornée dans son raisonnement. Ce serait l'honneur de la génétique moderne de mettre l'accent sur le caractère totalement aléatoire des gènes pour éviter que les « progrès » ne se fassent vers une dérive eugénique et de combattre la notion de tare qui débouche sur l'intolérance pour prôner celle de différence qui, elle, est porteuse de compréhension.

La maladie n'apparaît pas à tous coups, car la mutation peut s'exprimer selon deux modes : dominant ou récessif. Dans le cas d'une mutation exprimée sur un mode dominant, il suffit qu'un des deux chromosomes soit modifié pour que la maladie apparaisse cliniquement. La mutation se manifeste donc toujours chez le sujet qui en est porteur. Elle est transmise avec une probabilité statistique de 50 %, ce qui veut dire qu'un enfant sur deux peut être atteint. Déceler sur un génome la mutation qui la produit revient à dire qu'elle est non seulement génotypique, mais qu'elle aura une expression phénotypique, c'est-à-dire qu'elle se manifestera cliniquement. Cela équivaut donc à annoncer cette maladie.

Pour qu'une mutation récessive s'exprime, par exemple sous la forme d'une maladie, elle doit être portée par les deux chromosomes d'une paire. Elle ne se manifeste donc pas cliniquement chez la personne qui la porte sur un seul chromosome, celle-ci étant qualifiée de vectrice ou transmettrice de l'affection. L'individu porteur ne sera pas malade lui-même car la mutation, restant cantonnée à la modification des gènes, a une manifestation purement génotypique. Mais, lors de la fécondation, la mutation peut être transmise. Si les deux parents la possèdent sur un de leurs chromosomes, la maladie n'apparaîtra chez l'enfant que s'il reçoit à la fécondation, lors du mélange des chromosomes, les deux qui sont porteurs de la mutation. La probabilité statistique de transmission d'une maladie récessive est de 25 %, soit un enfant sur quatre. Cette répartition, comme celle qui est donnée pour une maladie dominante, est sans valeur à l'échelle d'une famille.

Après avoir montré la rationalité mais aussi la complexité de l'apparition et de la transmission d'une maladie génétique, la singularité de son annonce est à dire. Elle réside en ce que, contrairement à ce qui se voit pour tout autre type de pathologie, le diagnostic d'une telle affection n'est pas un ; il est triple. Le premier type de diagnostic est, bien sûr, celui où l'on donne un nom devant un ensemble de symptômes comme pour n'importe quelle maladie. Avec le deuxième, on va annoncer celle-ci bien avant qu'elle n'apparaisse. Enfin, un troisième diagnostic consiste à dire à quelqu'un qu'il est simplement porteur de la maladie, qu'il ne sera jamais malade, mais qu'il risque de la transmettre à ses enfants. Maladie d'apparition immédiate ou retardée, transmission de la maladie, voilà les nouvelles qu'apporte le diagnostic génétique.

Mais il annonce plus encore. La mutation trouvée lors de l'analyse des gènes permet également de déceler si l'individu qui en est porteur est ou va être malade de façon inéluctable quelle que soit la qualité de son environnement. Cette première éventualité sera le fait des gènes de prédestination à une affection. La mutation morbide peut porter sur un seul gène, la maladie sera alors dite monogénique, ou sur plusieurs, faisant parler de maladie polygénique. Dans l'autre éventualité, la ou les mutations génétiques sont un lit favorable, nécessaire mais non suffisant, au développement d'une maladie donnée. Pour que celle-ci se déclare, il faut qu'un ou des facteurs environnementaux soient favorables à son développement. La présence de la mutation génique, trouvée sur l'analyse de l'ADN, est dite portée sur un ou des gènes de prédisposition qui ne se démasqueront que sous l'influence de facteurs environnementaux tels que le mode de vie ou le contact avec certaines substances. Ces gènes, appelés encore gènes de susceptibilité, sont à l'origine de maladies qualifiées de multifactorielles. Il en est vraisemblablement ainsi du diabète d'apparition tardive et de certaines maladies cardio-vasculaires, de l'hypertension artérielle.

En fait, une large intrication entre la génétique et la pathologie, quel qu'en soit le type, se fait jour. Il apparaît clairement que des maladies infectieuses, telles que la tuberculose ou la lèpre, considérées comme acquises par excellence, ne s'attrapent pas de façon aléatoire uniquement en fonction de la rencontre ou non avec l'agent infectieux. Pour que l'affection se développe, il est nécessaire que le sujet présente un terrain constitutionnel génétiquement déterminé. Il est certain qu'il y a des maladies purement génétiques et, à l'opposé, des maladies purement acquises. Entre les deux, se déploie un éventail d'affections pour lesquelles l'influence d'un des deux facteurs croît alors que l'autre décroît. Cette complexité ne contribue pas à délimiter nettement la frontière de la génétique clinique. Les facettes d'annonces déjà nombreuses que procure le diagnostic génétique : maladie existante, maladie à venir, porteur sain, maladie à expression dominante, récessive, autosomique ou liée au sexe, enfin prédestination ou prédisposition à la maladie, se compliqueront encore énormément lorsque seront mieux connues les modalités d'expression des maladies polygéniques et d'action des facteurs de régulation de l'activité géniques.

Face à une maladie héréditaire, le médecin et spécialement le généticien sont amenés à donner un diagnostic lors de trois types d'exercice médical. En plus de la détection classique, basée sur la clinique, de maladies déclarées, l'analyse du génome débouche sur deux autres possibilités d'annonces : la médecine préventive et la médecine prédictive. Chacune d'elles pose des problèmes particuliers.

Le diagnostic d'une maladie avérée provoque plus qu'un choc. Il déclenche un drame. Dans le même temps qu'il entend le nom de sa maladie, le patient apprend qu'il l'a reçue et qu'il peut la transmettre. C'est à juste titre qu'il peut être effondré. Il découvre que la base de la vie, qui est filiation, transmission de la vie, cette base est chez lui « pourrie ». Il est par conséquent naturel de voir les gens repousser une telle notion lorsqu'elle leur est donnée pour la première fois. C'est ainsi que se rebiffe une patiente qui vient d'apprendre l'origine génétique de sa maladie : « J'aimerais savoir ce qu'ils ont voulu chercher dans mon analyse, parce qu'il y a aussi des maladies qui ne sont pas génétiques… je pense que ce n'est pas une maladie héréditaire. » Notion si insupportable qu'elle est occultée même lorsque le patient fait partie d'une famille comportant déjà des cas diagnostiqués. Ainsi des personnes vivant dans une famille où des malades sont connus depuis au moins deux générations disent n'avoir pas pensé que leur atteinte ait été identique à celle de leurs parents avant que l'origine génétique de leur maladie leur ait été annoncée. Telle cette jeune femme, d'un très bon niveau culturel, qui s'exclame : « Moi, une myopathie, j'en avais jamais entendu parler... je savais pas ce que c'était, hein ! Non... non... », alors que sa grand-mère, son père et son oncle étaient atteints et médicalement suivis.

Le fait d'apprendre que l'on a une maladie héréditaire semble être particulièrement mal ressenti lorsque l'individu a déjà vécu un certain nombre d'années de vie « normale ». En même temps que le nom de la maladie, quelque chose d'inconcevable lui est dit : cette maladie, il la porte en lui depuis sa conception. Elle est comme le ver qui ronge le fruit et, de plus, elle est jusqu'à maintenant imparable. Ce qui fait que l'annonce d'une telle origine déclenche un drame, c'est que le patient s'aperçoit que sa maladie ne lui appartient pas totalement. Il se sent dupé quant à la qualité de ses origines et se considère donc victime d'une malfaçon dont il estime que la responsabilité lui échappe totalement car elle lui a été transmise à son insu. Victime, il souffre, au-delà de la maladie, d'un sentiment d'injustice qui sera des plus cruellement ressentis s'il est le seul atteint de la fratrie : « Pourquoi moi ? » est la question qui revient constamment dans le discours des patients.

Il n'est pas étonnant que ce sentiment débouche sur de l'agressivité. Étouffé par l'injustice, le patient éprouve une grande envie de faire mal à son tour, mais cette pensée l'effraie – n'est-il pas monstrueux de blasphémer contre les auteurs de ses jours ? Alors, l'idée d'être la victime d'une injustice est exprimée de façon édulcorée et détournée. Il est question de fatalité, du mauvais sort, du manque de chance : « C'est la faute à pas de chance », dit un patient. Un autre s'écrie sur un ton où l'on sent poindre et rage et désespoir : « On est neuf enfants, les autres n'ont rien, rien, rien, rien du tout ; je suis le seul ! C'est moi le dernier, c'est moi qui ai tout ! » Mais parfois, l'attaque se fait directe vis-à-vis du parent transmetteur. « C'est dégoûtant, il aurait dû être malade », s'écrie une jeune fille dont le père, vecteur probable, est mort trop jeune pour que la maladie ait pu se manifester. Une autre raconte en pleurant, culpabilisée d'avoir émis de tels reproches envers un père très aimé et mort depuis : « C'est sûr, je lui en ai voulu pendant un certain temps, oui, bien sûr ! », ajoutant plus loin : « Je lui ai dit une fois que moi, j'aurais jamais d'enfant... Avec l'intention de le blesser, lui ! »

La pensée que la maladie dont on souffre soit génétiquement transmise est par ailleurs inacceptable parce qu'une anomalie héréditaire est associée à un jugement péjoratif de défaut, de malfaçon et de tare. Ce n'est pas un hasard si les injures les plus méprisantes, déjà mentionnées, de « mongolien », « gogol », mais aussi « taré », font référence à des anomalies génétiques. Toujours selon l'opinion commune, la tare est la conséquence d'une faute. L'irruption de cette anomalie dans une famille est vécue avec honte, et nombreux sont encore ceux qui cherchent à la cacher.

En dehors du caractère inéluctable de la maladie, l'autre cause qui précipite le patient dans le drame tient au mode héréditaire de transmission qui engouffre dans la maladie non pas une personne mais toute une famille. Ce sentiment de catastrophe provoque un déni chez les parents dont la première réaction est de récuser cette information : « Quoi ! » s'exclame ainsi une mère lorsque sa fille lui apprend sa maladie génétique : « Quoi, nous ! Maladie héréditaire ! J'ai soixante-cinq ans et tu me dis que dans notre famille il y a une maladie héréditaire ! Qu'est-ce qu'ils peuvent pas inventer les médecins pour rendre malheureux les gens ! »

Toucher à l'hérédité ébranle tout l'échafaudage affectif de la famille. L'anomalie annoncée, le ver dans le fruit, est une inadmissible nouvelle qui vient rompre le feutrage ordonné des liens qui soudent les générations. Cette histoire de maladie transmise va permettre de relancer d'anciens contentieux familiaux, d'éveiller ou de réveiller des interrogations et des suspicions. À travers la recherche de l'origine de la transmission se raviveront des rancœurs enfouies : les beaux-parents honnis, le gendre ou la belle-fille jamais vraiment acceptés ; *l'idée* de la mésalliance apparaissant alors pleinement justifiée. Enfin, les jalousies fraternelles se réveillent. Ce tableau des plus noirs, qui montre la transformation d'une famille paisible en Atrides, sans être exceptionnel, n'est certes pas la règle. Cependant, même au sein des familles unies où l'on « se serre les coudes », dans la complexité des attitudes de l'entourage vis-à-vis du mouton noir, agressivité, rancœur et jalousie existent toujours un peu sous le manteau de la solidarité familiale. Toujours, tous les membres de la famille vont devoir se repositionner vis-à-vis du malade et de cette maladie, grain de sable qui grippe les rouages familiaux.

Les réactions de l'entourage ont montré quelles sont les attitudes les plus communément adoptées.

Les médecins dans l'ensemble, et pas seulement les généticiens, sont conscients de la difficulté d'annoncer un diagnostic de maladie génétique. Ils savent son effet désastreux sur le patient, ainsi que le dit l'un d'eux : « Ce qui les trouble le plus, je pense, c'est pas tellement leur pronostic personnel que le côté héréditaire... ça, ça les choque beaucoup. » Lorsqu'ils ne sont pas généticiens, ils se sentent souvent mal à l'aise face aux explications à donner au moment du diagnostic. De plus en plus nombreux sont ceux qui préfèrent éluder ces questions et qui renvoient le patient ou sa famille vers les généticiens pour que soient étudiées la transmission et la probabilité d'être malade. Cependant, en regard de cette conscience des difficultés liées à ce type d'annonce, aucun médecin ne semble percevoir que, par le langage qu'il emploie et les demandes qu'il formule, il se fait le vecteur de la suspicion et des sentiments hostiles communément véhiculés à propos des maladies héréditaires.

Ainsi, en annonçant l'origine génétique de la maladie, le médecin n'est plus seulement médecin, il se fait, à travers les expressions qu'il emploie, policier et notaire. Policier parce qu'il va lancer une « enquête » génétique. Immédiatement, dans le cabinet de consultation, il perquisitionne chez les ancêtres pour dresser l'arbre généalogique, véritable procès-verbal de l'infraction génétique. Si elle n'est pas menée avec tact et prudence, la recherche de la transmission par l'établissement de l'arbre généalogique peut être un moment de la consultation particulièrement stressant, même affolant pour les malades. Ainsi le relate l'un d'eux : « Il [le médecin] s'est énervé parce qu'on arrivait pas à faire l'arbre. » Les membres de la famille qui peuvent être concernés sont « convoqués » pour un « dépistage génétique ». Un tel vocabulaire est à proscrire parce qu'il donne corps à la conception, profondément ancrée dans beaucoup d'inconscients, qu'il y a un coupable derrière toute maladie héréditaire.

Notaire, le médecin le devient alors aussi. Pas seulement par ses paroles, mais par ses actes : rechercher la transmission, c'est ouvrir une succession. Ici, rien de bénéfique n'en est attendu, ce qui sera trouvé ressemblera à un horrible mauvais sort jeté par un(e) sorcier(ère). Pendant cette recherche, le cabinet de consultation se prend à baigner dans une atmosphère d'étude notariale. Ceux qui sont questionnés, qui sont dans l'attente, ont des attitudes circonspectes, crispées. Mais là, ce qui sortira ne terminera pas une histoire comme le fait un testament, mais en ouvrira une qui sera terrible.

Lorsqu'un praticien décèle une maladie génétique avant qu'elle se manifeste cliniquement et qu'il a les moyens de s'opposer à son développement, il fait de la médecine préventive. La prévention peut s'appliquer au sujet même. Le diagnostic génétique a alors pour objectif d'éviter que ne naisse l'enfant porteur d'une mutation source de maladie grave, ou après la naissance, de proposer des traitements qui en pallieront les effets. Ceux-ci agiront en empêchant que la maladie n'apparaisse, comme dans la phénylcétonurie, soit en atténuant leurs effets délétères, comme dans les hypercholestérolémies familiales. Un diagnostic préventif s'adresse aussi à la descendance potentielle d'un couple dont un ou les deux parents craignent d'être, ou se savent porteurs d'une mutation morbide. Dans ce cas, la consultation de médecine préventive en génétique se soldera par un exposé des probabilités statistiques des risques encourus par les enfants à naître.

Le diagnostic prénatal est actuellement l'arme majeure de la médecine préventive génétique. Il est présenté par les médecins, ainsi que l'explique l'un d'eux, comme : « un espoir pour des gens jeunes avec l'idée que l'on peut interrompre une transmission ». Chercher à arrêter une malédiction est, en effet, au cœur des préoccupations des familles atteintes par une maladie génétique. Ceci explique qu'au même titre que l'évolution pronostique de sa propre atteinte et même parfois avec une plus grande acuité, cette question soit le souci majeur des parents atteints, comme en témoigne cette réflexion d'un malade : « Mon plus grand souci, c'était de savoir si mes enfants étaient touchés, puis par-delà, mes petits-enfants. »

Même lorsqu'il n'est pas possible de faire un diagnostic prénatal, les patients ou leurs enfants posent toujours la question du risque pour leur descendance. Le diagnostic prénatal est perçu par eux comme le point d'orgue qui mettra fin à la cacophonie de leur vie. Il est proposé soit lorsqu'un des futurs parents est atteint d'une maladie à transmission dominante, ou soit lorsque l'un des deux, ou les deux, est (ou sont) porteur(s) sain(s) de la maladie dans les cas de transmission liée à l'X ou récessive. Le diagnostic génétique anténatal peut encore être pratiqué s'il y a des cas de maladie héréditaire dans le très proche entourage familial. Enfin, sans qu'il y ait d'antécédents connus de telles affections, il sera préconisé lorsqu'il y a des raisons de craindre l'apparition d'une mutation génétique, dans le cas d'une mère âgée, par exemple.

La plupart du temps, la génétique ne permet pas de faire de la médecine préventive de la même façon que cela se pratique dans les autres branches de la médecine avec les vaccinations et les mesures d'hygiène, diététiques et autres. La prévention, alors, vise à empêcher qu'une maladie n'arrive. Très peu nombreuses sont actuellement les maladies génétiques qui bénéficient d'un tel mode de prévention où la mutation, présente, se verrait empêchée de manifester ses effets délétères. En général lors d'un diagnostic anténatal, le repérage de la mutation responsable d'une pathologie donnée débouche sur la proposition de l'élimination du fœtus qui la porte. Alors qu'en pathologie générale, il s'agit bien de prévention, en génétique, ce n'est donc pas à proprement parler de la prévention, c'est de l'éradication. Ce terme sous-entend une certaine brutalité et, alors que les campagnes de médecine préventive sont peu traumatisantes, physiquement et psychiquement, la prévention d'une maladie génétique ne se fait jamais dans la sérénité mais, au contraire, baigne souvent dans une atmosphère tragique.

Le diagnostic génétique anténatal est un examen qui se pratique effectivement dans un climat d'angoisse très grande. Ce n'est toutefois pas dans la stupéfaction profonde et soudaine comme cela se voit pour les diagnostics de malformations qui surgissent, inattendus, à l'échographie. Ici on sait ce que l'on craint, quelqu'un, généralement un des parents, a la maladie qui va être recherchée, et le diagnostic se présente comme un jeu de sinistre pile ou face. Pile : mutation, face : pas de mutation. Autre différence, le diagnostic n'est pas rapidement donné. Alors que, dans la pathologie acquise non génétique, le diagnostic crève l'écran de l'échographe, la détection d'une maladie génétique sera longue, basée sur des examens cytologiques et moléculaires dont les résultats demandent du temps. Temps des plus pénibles à vivre pour ceux qui sont dans l'attente.

La finalité d'un diagnostic « préventif » de maladie génétique est d'interrompre la transmission transgénérationnelle de celle-ci. Les individus peuvent consulter pour que soit évalué le risque pour la descendance présente ou à venir, dans le cas d'une recherche prénatale. Le sujet, malade ou non, porteur de la mutation saura par ce diagnostic quelle est la probabilité de risque de transmettre celle-ci à sa descendance. Si l'analyse génétique des cellules d'un fœtus montre qu'il est porteur d'une mutation responsable d'une maladie grave, les parents auront le pouvoir de décider d'empêcher la venue au monde d'un tel enfant. Il n'y a en effet actuellement qu'une alternative : garder l'enfant ou l'éliminer, les solutions de thérapies géniques réparatrices des mutations n'étant pas encore à l'ordre du jour. La prévention se fait donc bien par de l'éradication. Prévention des plus drastiques, qui ne va pas sans déclencher des drames à la hauteur du sacrifice qui est demandé. En général, l'interruption de grossesse va à l'encontre des désirs de fonder une famille concrétisés par cet enfant à naître.

À la différence de ce qui se passe pour une maladie acquise, il n'y a pas de critères réglementés pour décider qu'une mutation aura un effet tel qu'elle entraînera une maladie suffisamment grave pour justifier une interruption médicale de grossesse. Le dilemme de la prise d'une telle décision est particulièrement difficile à trancher dans le cas d'une mutation à expression dominante où l'un des deux parents est malade. Quelles interrogations, quelles sombres réflexions sur le bien-fondé de sa propre existence va soulever l'obligation de devoir décider de peut-être interrompre une vie qui serait analogue à la sienne. Ceci est tout à fait bien illustré par la réflexion d'une jeune femme atteinte d'une maladie héréditaire invalidante qui dit qu'elle demanderait un diagnostic prénatal si elle était enceinte, précisant dans un premier temps et sans tergiversation qu'elle avorterait si l'enfant était atteint. Mais très vite, elle hésite et s'exclame : « Mais ce serait supprimer quelqu'un comme moi ! » entrevoyant, elle qui avait très bien réussi sa vie affective et professionnelle, le gâchis dont elle pourrait être responsable. Son souhait d'avortement s'est heurté à sa propre existence lui faisant apparaître alors le problème dans toute sa complexité. Il est évident que, dans un cas de maladie génétique, les éléments qui emporteront la décision d'interruption de grossesse seront très peu basés sur de l'objectivité, mais dépendront grandement de la subjectivité des parents.

La médecine prédictive, elle, a pour but de rechercher, sur des individus apparentés à un sujet déjà répertorié comme porteur d'une mutation génétique, la présence ou non de cette mutation en l'absence de toute manifestation clinique. Elle est basée sur le diagnostic présymptomatique qui consiste à rechercher les personnes porteuses d'une anomalie génétique avant que celle-ci se manifeste cliniquement. Une telle recherche porte exclusivement sur des adultes. Sans qu'il y ait eu besoin de légiférer, un consensus de déontologie fait scrupuleusement respecter la mise à l'écart des mineurs de ce type d'investigations. Quoi qu'il en soit, lorsque le génome humain sera complètement décrypté, il sera possible de prédire des maladies héréditaires de plus en plus nombreuses, dès la période anténatale et, dans tous les cas, longtemps avant que la personne n'en souffre. De telles recherches seront évidemment pleinement justifiées à tous les moments de la vie, mais seulement lorsque existeront des traitements à opposer aux affections prédites. Ce qui, actuellement, n'est qu'exceptionnellement le cas.

Il y a une certaine ambiguïté, dans les dires et les

écrits, à propos de ce que l'on appelle la médecine prédictive. Il serait bon, en effet, que ce qualificatif de « prédictif » soit réservé à la pratique médicale qui se borne à détecter une maladie. Cette détection, faute de connaissances et de moyens, ne s'assortit pas alors de possibilités de la contrer par un traitement palliatif – basé par exemple sur des mesures d'hygiène – ou curatif. Amalgamer sous le même chapeau de « prédictif » tous les diagnostics anticipés de maladies génétiques présente le très grand danger de faire paraître ce type de médecine anodin et systématiquement bénéfique. Ainsi, détecter chez un nouveau-né qu'il est porteur du trouble métabolique responsable de la phénylcétonurie est certes un acte de médecine prédictive. Mais cette détection débouchant toujours sur une thérapeutique efficace qui empêche le développement de la maladie, elle est en fait à considérer comme un acte de médecine préventive. Comme le sera la recherche des gènes responsables de la forme héréditaire du cancer du sein chez une jeune femme dont la mère a été atteinte précédemment : les médecins, sur cette découverte, ne se croisent pas les bras.

Si la médecine prédictive est bien délimitée dans son champ, il est possible d'avoir à son égard une attitude des plus nettes à propos de sa justification et des bienfaits que l'on peut en attendre. Comme beaucoup d'enfants abandonnés à la naissance recherchent inlassablement leurs parents, il est compréhensible que de jeunes adultes, membres d'une famille où sévit une maladie héréditaire, soient taraudés par le sort qui les attend. Si le fait de savoir apaise cette inquiétude permanente et, s'ils sont atteints, leur permet de programmer dix à vingt ans de vie intense, la prédiction de leur maladie se justifie pleinement. Sans compter l'allégement du fardeau que dissiperait en partie un résultat négatif.

Sur qui et dans quelles circonstances est-il indiqué de faire de la médecine prédictive en donnant un diagnostic présymptomatique ? Dans la chorée de Huntington, qui est la maladie où les pratiques sont les plus codifiées, les plus avancées aussi, c'est la gravité même de la maladie qui pousse la personne à consulter. Le diagnostic est pure prédiction. Affirmant que la maladie est là, encore tapie, mais qu'elle se démasquera inéluctablement. Bien que des essais de traitements par greffes cellulaires soient actuellement tentés, sûrement prometteurs, ils sont trop préliminaires pour considérer qu'il existe un remède pour la contrer. Même s'il est prévu un encadrement psychologique pour de tels diagnostics, l'individu se trouve bien seul face à son destin annoncé. Destin toujours tragique, puisque le sujet a vu un de ses parents être atteint et mourir dans des conditions horribles. Cette affection se détecte maintenant à la demande expressément formulée et réfléchie de jeunes adultes qui ont eu un de leur parent malade.

Il n'est peut être pas opportun de laisser se développer la détection d'une méladie tant que ses résultats conduisent uniquement à évaluer un risque sans qu'il soit assorti de prévention. Dans les pays où la pratique de détection présymptomatique est plus ancienne qu'en France, l'apparition de retentissements psychologiques graves, dépression majeure, état d'anéantissement pouvant se manifester par un mutisme définitif et allant jusqu'au suicide, montre que de telles pratiques doivent rester des plus limitées. Néanmoins, dans le cas de la chorée de Huntington, le diagnostic présymptomatique permet au moins que soit rassuré pleinement à propos de sa descendance le sujet non atteint.

Une autre circonstance de médecine prédictive se rencontre lorsque des personnes participent à une recherche sur une maladie génétique donnée. De telles pratiques, indispensables pour que progressent les connaissances dans ce domaine, posent de sérieux problèmes moraux. Concrètement, lorsque le diagnostic de maladie génétique est porté et que cette maladie fait partie d'un programme de recherche, le patient est prié de demander aux membres de sa famille de venir se faire prélever du sang pour que l'ADN extrait de leurs leucocytes soit analysé. Si la mutation est déjà connue, elle peut être recherchée immédiatement. Si elle n'est pas encore caractérisée, les échantillons d'ADN sont stockés, leur analyse étant différée jusqu'à ce que la mutation soit connue.

Actuellement, il y a donc déjà beaucoup de personnes qui se trouvent dans l'attente d'un diagnostic, à propos duquel ils n'ont pas toujours reçu les informations qui leur auraient permis d'apprécier toutes les conséquences de leur participation. Il s'agit de gens en théorie pleinement volontaires. En réalité, le volontariat semble souvent un peu forcé puisque la participation se fait par cooptation à partir du malade. Et serait bien renégat celui de la famille qui refuserait de répondre à la sollicitation du pauvre malade ou de ses parents.

Autre problème, et non des moindres, le recrutement des membres de la famille se fait par le truchement du malade. Celui-ci va donc devoir aller colporter son diagnostic aux uns et aux autres. Bien qu'il soit le seul en droit de rompre le secret médical, il sera le malheureux messager, souvent involontaire, mais fortement incité à le faire par le médecin qui, lui, gardera bonne conscience de servir une noble cause. Dans les pratiques, ces enquêtes devraient être scrupuleusement codifiées. Le Centre Consultatif National d'Éthique (CCNE) pour les Sciences de la Vie et de la Santé précise que les prélèvements doivent être effectués « après s'être assuré que la compréhension complète des implications éventuelles de la connaissance des résultats avec un délai de réflexion ».

Il est des centres où ces conditions ne sont pas réellement remplies. Les personnes n'ont aucun temps de réflexion, puisque c'est au moment du prélèvement que l'autorisation pour celui-ci leur est donnée à lire et à signer. Ici, l'intérêt du médecin-chercheur prime celui des membres de la famille qui participent à la recherche. Cette façon d'agir est très hypocrite, car la personne ne peut adresser par la suite aucune plainte, ayant signé un « consentement éclairé ». Comment le consentement obtenu peut-il être éclairé ? Au moment du prélèvement par l'infirmière, l'heure n'est plus aux explications. Le papier signé n'est donc qu'une couverture légale pour le médecin. Il faut que ces recherches soient véritablement faites dans l'intérêt des familles et pas, primordialement, dans celui de la recherche médicale et des publications. Il est bon d'avoir en tête qu'elles apportent actuellement aux familles plus de soucis que de profits.

En ce qui concerne les maladies en cours d'exploration, dans certaines familles, pour une personne diagnostiquée cliniquement, plusieurs sont dans l'atteinte d'un verdict. En attente de nouvelles, elles scrutent les médias, dans l'anxiété du résultat. On ne leur a pas dit ou elles n'ont pas compris que celui-ci ne leur serait peut-être pas donné avant longtemps. Il est à se demander si des recherches de ce type doivent être entreprises. Ainsi pour les maladies dont la mutation n'est pas caractérisée, des prélèvements sanguins sont effectués depuis plusieurs années sans que l'on sache encore dans quel délai le donneur recevra une information. Or beaucoup de malades interrogés se disent dans une pénible attente de résultats. Un exemple peut aider à faire comprendre la modestie et les précautions qui doivent entourer toute recherche en génétique : le gène de la dystrophie musculaire de Duchenne a été localisé en 1986, la mutation et son produit ont été isolés dans les années suivantes. Cela n'a, pour l'instant, rien changé aux perspectives d'avenir concrètes des malades.

MALADIE HÉRÉDITAIRE !

Il apparaît certain qu'en pathologie génétique, la médecine prédictive et, dans une certaine mesure, la médecine préventive, dans le cas de l'éventualité d'une interruption médicale de grossesse, bouleversent les relations médecin-malade. Dans ces types d'exercice de la médecine, le preneur de décisions n'est plus le médecin, mais le malade. La médecine praticienne, quelles que soient les spécialités, débouche sur une prescription du médecin. La prévention et la prédiction génétiques n'ont rien à prescrire. Elles transmettent un savoir. Savoir qui sera utilisé par les individus pour prendre leur décision, mais savoir qui peut être aussi refusé. Et parallèlement aux annonces tonitruantes de découvertes génétiques, qui sont autant d'appels à une complaisante participation, il serait bon que les gens soient informés avec autant de moyens médiatiques qu'ils ont le droit de « ne pas savoir » ; ce droit, qui permet de refuser toute investigation, est parfaitement reconnu et appliqué dans les pays anglo-saxons. En France, certes, personne n'est forcé de participer à un dépistage ou à une recherche sur une maladie génétique. Mais le discours tenu, orienté essentiellement sur les avancées thérapeutiques qui seront à la clef et qui sont assez fallacieuses pour l'instant, font que la personne sollicitée, parent, sœur, oncle etc., se sent culpabilisé en cas de refus de sa part.

UNE CONCLUSION...

C'est en général fait pour conclure ; après quelques accords bien sentis, apporter le point d'orgue. Ici, rien de tel, la conclusion se veut une ouverture, un prélude. Ce sera un questionnement sur les raisons qui font que cet instant de vérité partagée, court mais décisif moment de la vie, est si pénible à vivre. Tout, ou presque, est à entreprendre pour diminuer l'effet traumatisant de ce moment crucial. Dans la médecine praticienne actuelle, l'annonce d'une maladie grave n'est-elle pas un des actes les plus importants ? Les maladies bénignes peuvent se passer de la médecine, qui n'intervient que pour mettre un peu d'huile dans des rouages qui, de toute façon, se dégripperaient bien sans elle. Les pharmaciens, la famille, ou simplement les collègues de bureau se font fort de donner tous les conseils judicieux. Il y a encore toute une presse qui conseille et prescrit. Tout cela suffit bien à guérir un mal qui, le temps qu'on en parle, se trouvera guéri.

Mais quand le corps est cassé, et vraiment cassé, quand il ne répond plus ou qu'il déraille, alors on se souvient de la médecine qui, à nouveau, se retrouve parée de ses plus beaux atours. Alors, oui, il faut que le médecin ouvre les portes de son savoir, ses oreilles, mais aussi son cœur. Car il va être question de savoir, mais encore plus de savoir sentir, de savoir dire et de savoir faire vivre. En disant à quelqu'un qu'il prend un autre chemin que celui dans lequel il s'était projeté, il s'engage dans une grande aventure. Et dans celle-ci où il lance son patient mais où il se jette aussi lui-même, il va devoir être deux. D'un côté, il sera le technicien savant, précis, sûr de son fait. Mais de l'autre, il se sentira aussi le voisin de palier ou l'ami de longue date qui apprend la tuile qui tombe sur la tête de celui avec lequel il partage certaines choses de l'existence. Cet état d'esprit lui apportera l'empathie indispensable à la tâche qu'il va accomplir.

L'annonce d'une maladie grave, qui est apprendre une vérité cruelle, est un moment dont l'intensité émotionnelle n'a d'égal que la brièveté. Mais, si cet instant est court, les conséquences qui en découlent pourront se faire sentir tout le reste de la vie de l'individu concerné. Or, personne, que ce soit le patient ou le médecin, n'est vraiment préparé à affronter un tel instant. Le vécu des maladies graves, de même que celui de la mort, n'entre pas dans la matière des programmes de l'enseignement secondaire. Ces sujets ne seraient-ils cependant pas aussi utiles que l'étude précise de l'anatomie du nématode ou de la chronaxie du calmar ? Donc le malade, citoyen lambda, n'est absolument pas préparé à cette épreuve. Mais le médecin non plus. Pratiquement aucune place dans ses études pour ce sujet, ou alors, la place du pauvre. Ceci est tranché et a déjà été mentionné, il n'y a donc pas lieu de s'y appesantir. Mais il faut quand même rappeler que le système de sélection des étudiants en médecine choisit des jeunes davantage dévoués à la recherche et plus prêts à se lancer dans les arcanes de la science qu'à s'enfoncer dans le bourbier de la médecine clinicienne. Ce qui est préoccupant, car avec les découvertes de la médecine actuelle, de nouveaux types de maladies graves sont identifiés, augmentant d'autant le nombre de diagnostics à annoncer. Il apparaît donc nécessaire de rééquilibrer le contenu des études médicales en y incluant, de façon non anecdotique, une formation psychologique pratique. Alors que les générations précédentes abordaient souvent les études médicales après une formation secondaire littéraire qui leur avait apporté des bases humanistes pour traiter des problèmes humains, depuis trois ou quatre décennies le médecin ne les a plus que rarement. Formé à aucun moment aux conséquences de la souffrance, il « bricole » la situation d'annonce selon ses aptitudes personnelles et l'ambiance du moment.

Cet amateurisme est dangereux. Car c'est dans cet acte d'annonce diagnostique qu'il peut particulièrement ressentir l'affaiblissement de sa position. Et se sentant mal assuré, il peut blesser à son tour. Le médecin est, en effet, tombé du piédestal sur lequel il était juché auparavant. Statue indéboulonnable, le médecin était vécu comme « humaniste tout-savant-tout-puissant ». Parfois déifié, il était presque toujours vénéré et respecté. Les plus âgés ont sans doute dans leurs souvenirs d'enfance, la vision de gens levant leur chapeau et se pliant en deux sur le passage de « not' docteur ». Cette époque ayant eu sa pleine ampleur au XIXe siècle avec l'explosion de la première vague des progrès médicaux, a perduré jusque vers la fin des années 1960. Elle est tout à fait finie. Ce qui reste d'un pouvoir médical est des plus fragiles et contesté à la première occasion.

Les attaques viennent de partout. De l'État : le corps médical, qui se vivait encore comme unique, s'est trouvé progressivement tronçonné en segments d'intérêts divergents. Les médecins, peut-être déjà virtuellement séparés, n'ont pas réagi convenablement à ces manœuvres d'affaiblissement. Les réformes effectuées alors ont davantage divisé les médecins, minant d'autant corps et pouvoir médicaux. Le résultat est qu'il n'y a plus un corps médical, mais des corporations qui, non seulement ne s'entraident pas, mais se jalousent : les généralistes contre les spécialistes ; parmi tous ceux-ci, ceux qui pratiquent leur métier au tarif de la sécurité sociale et ceux qui ont droit – ont droit ! – à un dépassement d'honoraires ; les médecins de centres hospitalo-universitaires et ceux des centres hospitaliers régionaux, appelés aussi dans la profession, hôpitaux de deuxième catégorie ! Ce qui en dit long sur l'appréciation qu'en font les charmants confrères de la première catégorie.

Les malades représentent le deuxième front d'attaque. En ce qui les concerne, un nouveau fait est apparu qui donne à leur impact une force qu'ils n'avaient pas lorsqu'ils restaient isolés : il s'agit des associations de malades. Celles-ci, qui existent depuis longtemps mais qui ont depuis peu davantage de moyens, ne se conçoivent plus maintenant comme des associations purement caritatives. Elles se veulent être des organismes de soutien efficaces des malades et de leurs familles. Suivant l'actualité médicale et scientifique qui dépend de leur champ d'intérêt, elles recommandent médecins et établissements hospitaliers. Ceux-ci se retrouvent donc inscrits ou non dans le palmarès des consommateurs. Les associations suivent les recherches sur les maladies qui les concernent. Certaines ont des budgets qui leur permettent de dispenser des crédits pour celles des recherches qui présentent de l'importance à leurs yeux. Elles ont donc la capacité d'en infléchir les programmes. C'est là l'émergence d'une puissance considérable dont, semble-t-il, les médecins mesurent encore parfois mal la portée.

Cependant, sans même passer par le truchement d'une association de malade, les individus en général montrent la plus grande vigilance pour tout ce qui touche à leurs problèmes de santé. Ils y sont encouragés par les médias. Ils ont pour cela plusieurs revues de grande vulgarisation médicale, des émissions de radio, de télévision et, maintenant, l'Internet. Les sujets médicaux les plus divers y sont abordés et les médecins eux-mêmes y sont évalués. Un hebdomadaire proposait récemment des critères pour bien choisir son généraliste. Comme un lave-vaisselle ou un fromage, le médecin devient une denrée de consommation courante qui est jaugée par des individus suspicieux. La presse quotidienne, même celle qui est censée avoir le plus de retenue et de contrôle dans ses informations, présente de manière sensationnelle des données qui ne sont bien souvent qu'une avancée scientifique parmi d'autres. En tout cas, des faits qui ne devraient pas sortir des revues très spécialisées en attendant qu'en soit prouvée une réelle application pratique.

Ces informations alimentent et entretiennent des espoirs de traitements ou de guérison pernicieux parce que fallacieux ou prématurés. Cet affolement à présenter les découvertes biomédicales, qui n'existe pas dans les autres domaines scientifiques, ne contribue pas à établir la confiance avec le praticien bien éloigné de toutes ces élucubrations. Le malade pense avoir des éléments pour juger et demander des comptes. Cette attitude tient-elle à ce qu'il est tellement question des dépenses de santé, de leur excès ? À travers les cotisations qu'il verse à la sécurité sociale, l'individu a le sentiment de payer pour sa santé. Il estime que cette contribution lui donne un droit de regard sur l'utilisation qui en est faite et, en premier lieu, lui confère le droit d'exiger des prescriptions, des examens et des arrêts de travail.

Le médecin praticien est effectivement bien mal à l'aise. Il observe une attitude de retrait avec en arrière-plan la crainte d'un dépôt de plainte ou d'un procès. Les gens n'acceptent plus le droit à l'erreur, celui-ci allant à l'encontre de toutes les certitudes répandues dans les médias. Donc les procès se multiplient, pouvant donner lieu à de complets retournements d'attitude des malades ou parents de malades, comme dans le procès lancé à propos du sang contaminé. Là, les parents d'enfants hémophiles ont d'abord exigé des médecins de la transfusion sanguine des fractions plasmatiques sans limitation pour que les enfants puissent mener une vie normale. Ce qui a nécessité d'importantes collectes de sang avec, en contrepartie, une sélection moins rigoureuse. Ensuite, lorsqu'il a été prouvé que certains sangs recueillis avaient été contaminants, ces parents ont accusé d'empoisonnement les mêmes médecins qui avaient fourni les fractions plasmatiques tant réclamées.

Ces attitudes et d'autres plus quotidiennes font qu'actuellement beaucoup de médecins sont désabusés. Leur déception est réelle. Elle est pour certains démotivante, ce d'autant que la contestation des médecins survient alors que leur domaine explose en progrès de toutes natures. Il est rare qu'elle s'exprime en dehors des petits cercles amicaux. Mais elle peut exploser avec la dernière des violences, comme celle de ce médecin parti à la fin de sa consultation en lançant : « J'en ai assez ! J'veux plus les voir ! Qu'ils crèvent ! Tous ! » La plupart n'en arrivent pas là, mais certains découvrent avec une apparente surprise « l'irruption de la personne soignée dans le système de santé [1] ». Cette notion, titre d'un article destiné à des médecins hospitaliers, par l'emploi du mot « irruption » met en lumière avec quelle violence et quelle soudaineté surgit la soudaine « présence » du malade en tant que personne. Présentée comme une découverte étonnante, elle montre que certains médecins, hospitalo-universitaires essentiellement, ont trop longtemps fait abstraction de l'humain dans le malade.

Dans cette ambiance d'information dopée qui entretient des espoirs démesurés dans les retombées médicales rapides des progrès de la biologie, que devient le face-à-face du médecin et de son patient ? Au moment où celui-ci va apprendre la terrible nouvelle, il y a deux personnes bien seules.

Il faut, pour en comprendre la raison, élargir le problème de l'annonce d'une maladie grave, le sortir du cadre strict de la médecine et le replacer dans celui plus global de notre société. D'une façon générale, quels rapports entretenons-nous avec la maladie ? Il semble que notre société, qui bénéficie d'un très haut niveau de contrôle sanitaire, ait des réflexes de peur moyenâgeuse face à une nouvelle maladie. Peur moyenâgeuse, car irrationnelle. En témoigne la panique qui s'est emparée du pays à propos de l'encéphalopathie

---

1. Titre de l'article relatant la séance inaugurale du colloque national pour le cent cinquantenaire de l'AP-HP *in Décision Santé*, janv. 2000, p. 21-22 (rapporté par C. Étourneau).

spongiforme bovine. Plutôt que d'interdire la viande incriminée, d'abattre des troupeaux entiers, il eût peut-être été plus judicieux de chercher pourquoi cette épizootie bovine, certes gravissime, n'avait fait, en mai 2001, que trois victimes dans un pays qui compte soixante millions d'habitants dont au moins les deux tiers mangent du bœuf.

Une autre question fondamentale se pose si l'on veut améliorer la relation médecin-malade au moment de l'annonce d'un diagnostic. Elle a trait à nos rapports à l'autre. Sommes-nous ouverts à la diversité ? Sommes-nous prêts à accepter les différences, à considérer que les handicapés ne sont pas des marginaux ? Plus généralement à ouvrir nos esprits et surtout nos cœurs à celui qui ne nous ressemble pas et qui ne nous flatte pas ? Deux mots sont à la mode : communication et solidarité. Il semblerait que plus on parle d'une notion, moins celle-ci a d'existence. La communication de l'avenir n'est pas une communication. On est sur le « net », et comme tel, on est sur un réseau, il y a toujours une distance. On est avec l'image que l'on se fait soi-même de l'autre. Plus, l'autre est virtuel. Il est ce que nous voulons qu'il soit. La vraie communication, c'est en parlant, scruter le regard de l'autre, avoir un échange immédiat. Moduler le ton de sa voix, adapter sa pensée, ses paroles à l'autre qui existe.

Pas plus qu'il n'y a de communication, il n'y a de solidarité. Tout est organisé pour le soi d'abord. Cela est perceptible jusque dans les choses les plus communes et les plus futiles de la vie. Ainsi, un parfum porte le nom d'égoïste ! S'il est pourtant bien une chose qui n'est pas à usage égoïste, c'est le parfum dont l'essence même est d'être destinée à être respirée par autrui. Un autre exemple est apporté par une publicité qui vante les achats commandés au père Noël en trente-cinq secondes ! Ce qui peut s'interpréter ainsi : débarrassez-vous de ces corvées aussi obligatoires qu'assommantes en moins de temps qu'il n'en faut pour simplement y penser. Où est l'attention à l'autre, le petit temps de douceur et d'émotion ?

Il faudrait pourtant qu'il y ait un solide contexte de solidarité, car celle-ci doit jouer à plein dans l'annonce d'une maladie grave. En effet, c'est un drame qui se joue à deux personnages au statut et aux intérêts des plus éloignés : les soignants et les soignés, ceux qui savent et ceux qui ne savent pas. Il y a un grand déséquilibre dans ce que ressent et vit chacun. La vie de l'un n'est pas impliquée, alors que l'est la vie de l'autre. Le médecin aura cette notion clairement en tête lorsqu'il rencontrera son patient. Cela lui rappellera que sa place est, dans l'intérêt même de ce dernier, bien distincte de la sienne. L'autre élément à avoir en tête est qu'il va apprendre une nouvelle qui vient à l'encontre de tous les désirs de son interlocuteur. Que l'angoisse du présent changée en angoisse de l'avenir risque de creuser en celui-ci un trou noir abyssal. Le travail de l'annonceur sera d'en limiter les contours.

Les soignants et les patients sont dans des états d'esprit bien différents mais, dans les cas où le médecin ne peut donner de diagnostic, ils partagent les mêmes émotions : sentiment d'échec, blessure narcissique. Il est très difficile de dire à un patient que l'on ne sait pas ce qu'il a. La démarche est cependant nécessaire, et plus vite la chose sera dite, mieux ce sera pour le patient mais aussi pour la confiance dans son médecin qu'il pourra ainsi garder. La multiplication des consultations diminue, en effet, la foi dans la crédibilité du savoir médical. Le fait d'avoir consulté cinq médecins donne ainsi à une patiente de bons arguments pour refuser sa maladie. Il est clair que toutes les étapes qu'elle a connues lui ont permis de constituer un ferme déni.

Connaissant les grandes lignes de la conduite qu'il va adopter, l'entretien d'annonce, et le mot entretien le signifie bien, sera envisagé par le médecin comme un échange. Ainsi, ce n'est pas une simple annonce, encore moins une sentence. La marge d'action pour trouver la bonne attitude n'est pas très étendue. Deux exemples le montrent. Dans l'un, le médecin qui a fait sortir une adolescente pour annoncer le diagnostic à ses seuls parents, n'a ainsi pas entamé le moindre échange avec elle. Et, comme l'a expliqué sa mère, « c'est surtout ça qui l'a choquée ». Dans l'autre, un médecin très chaleureux a traité un homme jeune avec une trop grande familiarité. Celui-ci, en contrecoup, a développé sur lui un transfert paternel intense. Revenu en consultation et pas même reconnu par ce médecin, il s'est senti « lâché » selon son expression, ce qui a aggravé son état dépressif réactionnel.

Ceci montre que l'annonce du diagnostic est le moment inaugural d'une prise en charge à mettre en place immédiatement, surtout lorsque les annonces sont faites en milieu hospitalier. En effet, si le malade apprend ce qu'il a dans le cabinet d'un médecin libéral, son accompagnement ultérieur s'organise de lui-même, le suivi étant naturellement assuré par le médecin. C'est lorsque les malades reçoivent leur diagnostic en milieu hospitalier que des aménagements doivent être opérés. L'annonce sera le premier maillon d'une longue chaîne de soutien personnalisé. Sans s'organiser en structures rigides, cet accompagnement du patient ne dépend pas, pour autant, du bénévolat. Les personnes qui y participeront seront choisies parmi le personnel permanent du service et formées à ce travail. Il n'est pas souhaitable que ce soit obligatoirement un membre de l'équipe « psy », psychiatre ou psychologue. L'effet pourrait être nuisible, car plus déstabilisant qu'autre chose. C'est ainsi qu'un patient s'écriait au sortir de la consultation où il avait appris sa maladie : « J'apprends que j'ai une polyarthrite et on me dit qu'il faut que je voie la psychologue. Est-ce qu'en plus je suis fou ? » Quelle qu'elle soit, la personne chargée de l'accompagnement du malade ne peut être que volontaire pour accomplir cette tâche.

Il serait bon, dans tous les cas, que le médecin qui a fait l'annonce revoie au moins une fois son patient, même assez brièvement. Le but de ce deuxième entretien serait d'atténuer l'inévitable souvenir négatif, car défavorable, que lui a procuré la révélation de sa maladie. Ces remarques ne sont actuellement que des vœux pieux. En effet, pour pratiquer un accompagnement suivi, constructif, tout est à inventer, à organiser en France. Les initiatives, timides, qui se mettent en place çà et là dépendent du bon vouloir des chefs de service et de la bonne volonté de chacun. Une telle fonction n'existe pas en France où sa possibilité n'est même pas imaginée, à la différence de ce qui se rencontre dans plusieurs pays voisins. Par conséquent, aucun cadre, aucun budget n'est prévu pour cette fonction.

L'annonce de la maladie, temps inaugural de la coexistence avec celle-ci, ne sera bien dite et bien entendue que s'il s'est formé un rapport de confiance entre les deux partenaires. Il faut donc œuvrer pour que la vérité qui aura été entendue dans cette minute de la vie ne fasse pas que celle-ci s'éternise ensuite en un enfer. Il est, par ailleurs, à espérer que la prise en charge de ce moment si crucial dans la vie d'un individu émerge dans les pratiques et qu'elle ne se fasse plus seulement selon des initiatives personnelles et du bénévolat. Si, pour des raisons politiques ou économiques, cette cause devient un enjeu pour les responsables politiques, peut-être alors s'y intéresseront-ils.

Table

Imprimé par Lightning Source France
1 avenue Gutenberg
78310 Maurepas

N° d'édition : 7381-1018-Y